U0015513

玩藝術,一起老

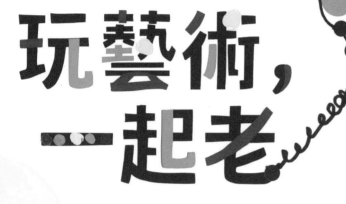

蔡汶芳——— 著

老人藝術治療的理論、實務與案例分享

讓長者展現創造力與潛能，
也能做失智照護的藝術治療

社團法人台灣失智症協會秘書長　湯麗玉

　　很開心看到汶芳老師出書，這是當今失智照護領域非常重要的一本書。

　　認識汶芳老師是台灣失智症協會會址設於師大路的年代。2005年協會創設「瑞智學堂」，為臺灣第一個專為輕度失智者設計的「非藥物治療團體」，也是目前所稱「認知促進團體」。瑞智學堂聚焦在失智者仍保有的能力，透過不同的團體來發揮失智者最大的功能。對於失智者已失去的能力，帶領者必須能評估並採取適當的方式來加以支持。

　　2005年底汶芳老師回國前，協助我們辦理全臺首場失智症藝術治療工作坊，我有幸完整參與了兩天的工作坊，學習很多，對汶芳老師的專業非常佩服！於是邀請汶芳老師在瑞智學堂帶領輕度失智者藝術創作團體，同時也安排協會社工跟著一起學習帶領團體的專業眉眉角角。非常感謝汶芳老師培養後進，讓協會同仁們學習到更多尊重自主創作、熟悉媒材運用、幫助失智者享受專心的過程，給予失智者足夠的創作空間與氛圍。

　　汶芳老師在本書中提到許多理念及從經驗中的學習，讓我讀了之後非常認同！本書提到在與失智長輩工作時，常發現他們的功能出現大幅度的進步，這進步其實是代表了他們本來就應該發揮的潛能，之前只是沒有機

會達成他們可以做到的程度而已。的確如此，在不同的瑞智學堂課程中，失智者在一開始會有明顯的進步，其實是提供一個支持性的環境，可以讓失智者發揮最大的潛能。如何提供支持性環境，是讀者可以用心從本書中學習的。

　　台灣失智症協會創設瑞智學堂15年來，辦理課程培養具備帶領輕度失智者認知促進團體的人才。除了兩天的初階課程之外，安排各兩天的工作坊如藝術治療、音樂治療、懷舊團體、認知訓練及運動工作坊等；上完初階及至少兩梯次工作坊之後，學員必須實際帶領瑞智學堂課程，並接受團體督導。在各地督導學員的過程當中，我發現一個常見的關卡，初學者會預先安排好腳本，希望失智者依此腳本完成團體活動。本書說明了帶領者的專注與觀察力至關重要，帶領者不是為了滿足自己的成就感，必須以失智者為中心，用心的與失智者互動及引導。

　　書中提到「促進心流經驗」，說明引導長者創作時，幫助長者沉浸在當下，專注在手邊的事情，進而體驗到的一種失去時間感的精神狀態。當人們處於心流的狀態時，能獲得掌控感，進而減少焦慮和提升自尊。有些失智者可能很不容易專注，但若透過有吸引力的媒材及支持性的引導，幫

助失智者進入心流狀態，將對失智者有很大的幫助。

我非常認同書中所強調長者的創造力及潛能。實務中常聽到家屬分享，他不知道爸爸會唱歌，一輩子沒聽過爸爸唱歌，或不知道媽媽會畫畫等類似的經驗。我認為許多長者因過去工作或家務忙碌，以致沒機會接觸一些活動來發揮他的能力。另外有一個可能是，長者失智之後，個性有些轉變，從比較矜持，變得比較大方，於是潛力就發揮出來了。因此，我非常鼓勵失智者及家屬給自己一個機會，多參加各類活動，也許可以發現自己被埋沒的天分。如果參加藝術創作班，也許有機會發掘一位藝術家呢！當然，參加藝術創作班，目的不在此，重要的是失智者能在其中快樂地享受，能帶給失智者成就感及更好的生活品質。

目前全臺有超過五百個失智社區服務據點，每個據點都提供許多認知促進活動。然而，各活動對失智者的助益，因著帶領者的專業基礎及接受的訓練而有所差異。為了提升據點中藝術創作團體的品質及對失智者的助益，期盼本書能成為各據點認知促進活動帶領者的重要學習教材，當有實體培訓工作坊時，請把握機會參加，將可大大提升帶領能力，未來的失智者就有福了！

高齡者工作之專業與樂趣

國立臺灣師範大學美術學系助理教授　江學瀅

　　蔡汶芳老師是一位非常優秀的藝術治療師，也是我非常緊密的專業工作夥伴。與汶芳熟識是在回國後，台灣藝術治療學會成立前的每個月聚會，以及後來我們接理事長時恰巧是前後任，許多工作經驗的交流，以及專業知能的討論，是專業上共同成長的好夥伴。

　　早在汶芳赴美求學之前，我便聽說她是一個組織力很好，大學時期就能帶著一群人規劃幾天的營隊，把事情做得有聲有色。她到美國求學時，讀的是藝術治療領域一所很好的學校，位於美國東岸華盛頓DC地區的喬治華盛頓大學（George Washington University），以嚴謹的精神分析取向訓練為名。由於這所學校與我就讀紐約曼哈頓地區的紐約大學（New York University）藝術治療研究所擁有同樣的理論背景訓練，因此許多課程相仿，師資互相交流，縱使我們讀不同的學校，卻有部分學習經驗相仿。例如，我們共同印象深刻的經驗是接受Edith Kramer的教導。比較難得的是，幾位藝術治療先驅者曾在這兩個學校任教，對後續的研究所專業培訓有較為深遠的影響。

　　汶芳畢業之後留在美國工作了好多年的時間，工作對象從兒童、青少年到成年人，年齡層很廣。她與老人的工作始於1999年的實習階段，在一

個全方位的老人照顧的社區機構，對象包括健康高齡者、失智或是各種生理疾病的高齡者，因此，她與這個族群的專業訓練非常完整。成為獨立工作的藝術治療師之後，她大約從2004年開始大量與高齡族群工作，這樣的經驗讓她能夠充分掌握與高齡者工作時的藝術治療理論之應用，配合高齡者的生理需求，並以藝術的工作模式符應高齡者的心理需求。2005年底，在一次特殊機緣之下開始與台灣失智症協會合作，時至今日仍有大量與高齡者一起的實務工作，同時也從事相關工作人員的培訓。

談到高齡者藝術治療，讀者可能認為需求較高的是失能與失智的高齡者，然而，近年臺灣因高齡化社會的來臨，提高健康高齡者生活品質的各種活動快速地受到注意。其中，應用藝術治療方法在不同狀況高齡者的工作模式逐漸盛行，這拓展了汶芳的工作視野。從她工作早期較多與失智、失能高齡者的工作經驗，延伸到許多健康高齡者的工作。當她直接接觸高齡者時，能帶動工作對象自發的以創意方法展現自己的生命歷程；當她從事相關專業工作者的培訓工作時，能有架構的幫助同為高齡工作者的相關專業人員，理解藝術治療概念應用在高齡工作時的重要觀點。

本書成書於汶芳與高齡者的專業工作20年之際，我相信是她給自己專業定位的禮物。本書內容扎實，但文筆流暢易於閱讀，在樂於與這個高齡化社會讀者分享的情況下，相信本書內容能幫助高齡專業工作者更樂意以藝術助人，或是讓高齡讀者們更樂意讓自己投入藝術創作的樂趣中。

從藝術中獲取生命的滋養

自由文化工作者　丁凡

　　2006年，我認識了剛剛從美國學成歸國的藝術治療師蔡汶芳老師，從此成為好朋友，並曾經協助她和其他藝術治療師們一起舉辦了許多藝術治療營隊，包括燒燙傷兒童夏令營、失親兒童的哀傷輔導、肢體天生異常的自我認同、為社會人士舉辦的藝術治療工作坊等等不同主題。我也持續以現場口譯員的身份，參與了台灣藝術治療學會每年邀請國外講師來台舉辦的講座和工作坊，和汶芳一同招待國際講師，工作之外，也陪同講師，為他們導覽觀光。汶芳和我也經常相約聚餐、聊天、看電影、在她的工作室一起創作、一起去看藝術展覽、一起去摘桑葚，我甚至好幾次在汶芳家中一起過春節，並有幸與汶芳的家人一同出遊。

　　在這麼多年的持續密切相處中，我發現汶芳不只是永遠有禮貌、溫和、穩定、洞察力十足、對藝術治療充滿熱情與理想，而且她真心認為，人生在世，一定有其天命，而她的天命就是幫助別人。她的付出不但展現在藝術治療的專業工作上，也展現在她的個人生活中，我就是獲益甚多的其中一位。

　　能夠認識這位好朋友，並且有機會一起工作，乃至進一步了解藝術治療，讓我感到幸運、幸福。

　　本書在此疫情期間誕生了，我毛遂自薦的提出要幫汝芳修稿的建議，卻發現自己沒能起上太多作用。原因是本書的讀者群定位在有志做老人治療與服務工作的藝術治療師、照服員、研究生與社會工作者，是一本專業的書籍。以我對藝術治療的三腳貓認知，實在無法做多少改動，倒是又學到了許多的知識，並受到很大的啟發。

　　身為老人族群的一員，我對於本書內容很有感觸。年老帶來的種種限制、不便與失能，往往讓老人感到深刻的孤獨、沮喪、挫折與絕望。這個現象久已為人所知。但為什麼有的老人仍可以保持心理平衡與正向的態度，活得很好呢？基本上，老人特別需要持續有正向的人際接觸，維持良好的人際關係，參與對個人有意義的活動，並能夠有機會回顧過往，和自己的一生達成和解，取得內心的平靜……而這一切都可以經過藝術治療獲得。

　　書中一位藝術治療師說：「藝術不是奢侈品，而是生活的必需品。」

　　我看到這句話深受震動！

　　我曾經讀到，有一位紐約的藝術家，用許多張十元美鈔摺成一隻一隻的紙鶴，隨機贈送給街頭遊民。唯一的條件是請他們之後回報，這十塊錢用來做什麼了。其中一位遊民說，他始終沒有使用這張鈔票。他把紙鶴放在口袋裡，經常拿出來看一看。他說：「這是我這輩子唯一擁有過的藝術品！我捨不得花掉。」

　　即使三餐不繼，他也能領會藝術的美好，他的生命因此而得到滋養。

　　或許，我們都應該試著學會欣賞藝術、創造藝術、讓生活中處處充滿藝術。如此一來，生命的路再艱辛，我們也會有了勇氣。

　　祝福讀者都能夠平安健康，不斷成長！

目錄

目錄

個人與專業的交會

從事藝術治療工作期間，我接觸了不同的老人族群，有生理失能、認知障礙和憂鬱情緒的老人，也有健康的老人。過程中，我發現老年人口的快速增加，以及社會型態的改變，例如高齡獨居的現象，使得老年專業照護成為21世紀的重要議題。

從小伴隨我成長的祖父母，以及如今已經邁入老年的父母，一生都專注於家庭生計，總是把最好的留給我們。他們給予我源源不絕的愛，從童年時期的呵護關愛，到青春期的包容，再到成年時支持我追求理想，一路上我從他們身上學習到關懷與行善的價值觀，成為我投入助人工作的根源與資產。我運用藝術治療服務老年族群，見證了許多動人的生命故事，自己也不斷學習和統整與老人相處的經驗，思考如何以更好的聆聽與觀察，陪伴他們度過人生最後一段旅程。

與阿公阿嬤的記憶

學齡前，我在雲林鄉下和阿公阿嬤一起生活。晨曦中的鄉下，濛濛的霧靄、濃濃的草根香，阿嬤背著我到田裡工作，將我放在地上。太陽升起，土地逐漸變得炎熱，我呼喊著阿嬤：「沙燒燒，趕緊甲我抱起來。」我踩著沁涼波動的水稻田，或是在隨風舞動的高聳甘蔗叢或玉米叢中奔跑和嬉戲。我們彼此大聲吆喝，充滿了歡笑。我特別喜歡盯著結實纍纍的香蕉、木瓜和桑樹，看著色彩的變化，盼望著果實成熟。阿嬤教導我如何分辨採收的時機，也教我要耐心等待。

夏日午後，我們用田裡的土塊焢窯，包覆著蕃薯的土塊燒紅了，黃薯也慢慢地悶熟了。剝著熱呼呼的蕃薯皮、吃著香甜地瓜，我的手上、嘴邊

和臉上都是一片烏漆墨黑。雜耕的土地散發出大自然的多樣光采，訴說著阿公阿嬤的生活價值，閃耀著獨特的光譜，承載著阿嬤與我深刻且溫馨的記憶，也讓我深深體會到，感官的連結如何形塑和引發生命的經驗。

之後，我搬回臺北，和爸媽一起住。阿公阿嬤和外公經常北上來看我們。外公總會帶森永牛奶糖給我們還有鄰居小孩吃，阿嬤則是在鄉下傳統廚房爐灶上的大鐵鍋中，為我們自製花生糖。後來，阿嬤乾脆帶著食材，在臺北的廚房中做花生糖了。阿公阿嬤也會帶一隻自己養的雞或鴨，配著滿滿的藥草，用瓦斯爐慢火燉煮。這一鍋熱騰騰又黑濃苦澀的藥膳滋補了全家人。我期盼的則是亮晶晶、脆脆甜甜的花生糖。糖的甘甜與藥草的苦澀飄散在空氣中，是我童年記憶中烙印深刻的氣味。

鄉下和台北的爐具和鍋子都不同，導熱速度有極大的差異，攪拌熬煮麥芽糖漿和翻炒花生的時間與速度需要隨時觀察色澤，拿捏並調整火候大小；臺北的鍋具比較小，需要分批製作。臺北家中沒有擀麵棍，阿嬤用米酒瓶替代，壓平和壓實花生糖。透過阿嬤製作花生糖的過程，我發現，長輩們具有敏銳的觀察力，能夠因應環境差異，充滿彈性地選擇更適當的互動方式。

從阿嬤身上，我更見證到老年人解決問題時展現的創意。阿嬤年紀大了以後，才學習騎腳踏車，為了避免騎車跌倒受傷，她將扁擔橫綁在腳踏車後座，然後在田間小徑上練習。如果腳踏車倒了，扁擔會卡在泥土中，支撐著腳踏車，身體不會被壓到，而且，跌在泥土上也不容易受傷。阿嬤沒有念過書，並不識字，但是她為了能夠撥打電話和親友話家常，自學阿拉伯數字，展現了無比的生命力與學習力。

阿嬤有著傳統的重男輕女價值觀，我曾經抗議說：「男生女生都有吃

飯，弟弟當然也要輪流洗碗！」她笑斥：「三八叮噹！」但是因為對我的疼愛，阿嬤願意開放心胸，接納了異於自己的價值觀。

後來，阿嬤輪流在叔叔、伯伯和我們家住。每隔一段時間，她就會唸著，想回去鄉下的舊厝住，讓我見證了她離家的無奈以及「家」的重要性。阿嬤面對身體老化時，不願意使用拐杖，寧可隨身攜帶長雨傘支撐自己穩定行走。我的媽媽也曾經不斷地在要不要將白髮染黑之間猶豫、擺盪。好友提醒我，媽媽內心可能還是很愛漂亮，要尊重她的心理需求。但是當法師告訴媽媽，白髮是善髮之後，白髮有了新的意義，媽媽就能接受和轉換心境了。這樣的經驗讓我更注意到個人的主觀美感需求，以及對於自身外觀改變的調適可能。

🖐 與長輩的藝術治療工作經驗

1999年夏天，我到美國喬治華盛頓大學藝術治療研究所就學，指導教授提供了一些實習機構面試的名單。在那之前，我並沒有注意到藝術治療可以運用在老人族群和相關議題上。碩一在古溫之家（Goodwin House）實習的日子讓我大開眼界，也開始在臨床實務中摸索和學習，如何以藝術服務長輩。

古溫之家是一個完整的退休老人社區，具備多層級的服務項目，涵蓋健康長輩居住的獨立生活區（Independent Living Unit）、長期照顧的輔助生活區（Assisted Living Unit）、長期或短期照顧的養護區（Health Care Unit），以及照護失智症患者的希望家園（Dementia Unit－Hope Garden）。社區中有生活所需的各種設施和商店，包括運動健身休閒中

心、圖書館、教堂、多功能視聽室、餐廳、美容院、藝術工作室,以及有行員進駐的銀行等等。當時我常開玩笑說,好想搬去那裡住。

我很幸運,能夠從老人族群開始實習。我的指導教授Brenda Barthell曾經和我討論過,英語不是我的母語,我和個案之間因為語言差異所產生的隔閡在所難免,那麼什麼族群的語言隔閡會最小呢?老人。老人說話的速度相對從容緩慢,我可以更容易跟上。實際接觸時,長輩都很樂於幫助我的發音以及表達,讓我看到了老人樂於助人與渴望傳承智慧的優勢。同時,因為我使用自己較不熟悉的英語應對,說話速度變得比較緩慢,正好符合了年長者的需求,讓他們也有更多時間思考和做出回應。因為語言與思考的轉換而不得不減緩應對的速度,讓我更深刻地體會到,對於藝術治療,特別是老人藝術治療,**耐心、等待與專注於當下的重要性**。

我的實習場域不只是藝術工作室,花圃、活動室、交誼廳和餐廳都是我的工作地點。當時我最常做的就是推著藝術媒材工作車,到長輩的房間進行個別藝術治療,以及每個月帶他們到博物館和美術館參觀。機構督導Jeanne Treschuk帶領老人學習各種手工藝,例如軟陶飾品、染繪絲巾,並製作她自己發展的心靈卡片(spirit cards)(圖1),以提升長者的自信心。除了定期展示,也透過販售成品,進一步強化他們對自己身為藝術家的角色認同。

研究所畢業後,我陸續在包含華盛頓特區、北維吉尼亞州、馬里蘭州的華盛頓都會區(Washington Metropolitan Area)的日間照顧中心、團體家屋、長照機構、護理之家、阿茲海默症中心等不同的場域,帶領長期的藝術治療團體。2004年的美國藝術治療年會上,藝術治療師劉又榕邀我一起為《台灣藝術治療學會會訊》寫了〈三十五屆美國藝術治療年會專題報

導──老人藝術治療〉，並於2005年末，共同帶領由台灣失智症協會辦的失智症藝術治療二日工作坊。

2006年回臺後，我開始帶領台灣失智症協會辦理的「瑞智學堂」藝術創作班（圖2），以及接下來的培訓課程。我也陸續在不同的長照與養護型機構、日照中心、仁愛之家、榮民之家等機構以及社區據點，提供藝術治療服務，多半是8到12次的短期團體，持續半年以上的團體相對較少。在機構和社區的工作，讓我注意到空間的複合與多元運用、可能產生的混淆，以及社群文化背景的差異如何改變團體的動力。

文化差異的優勢與挑戰

在美國與臺灣累積的不同工作經驗，讓我體會到文化差異在藝術治療工作上的優勢與挑戰。在我的成長過程中，時時被叮嚀要尊重長輩、不可任意打斷對方的表達，以至於我一開始與長輩工作時，常常難以有效掌握時間。透過西方治療觀念的學習，讓我重新思考介入的意義與時機，並進一步學習在對話中有效的聆聽與重新聚焦。美國長輩較尊重個人隱私，必須在建立信任關係之後，才會打開話匣子，聊起自己的人生經歷。臺灣長輩則更喜歡有人陪伴和聊天，往往從一開始就親切的閒聊起來，有時候聊得開心就不想創作了，甚至會表示：「用講的就好。」因而需要適時且技巧地重新轉換焦點，引導回到藝術創作和經驗的連結與外化。

除此之外，我學習到運用文化和語言上的差異，讓長輩有機會翻轉身分，成為協助者或有用的角色，進而形成建設性的互動，促進他們的自我價值感。美國長輩很喜歡與我分享他們的知識與經驗，不論是語言的使

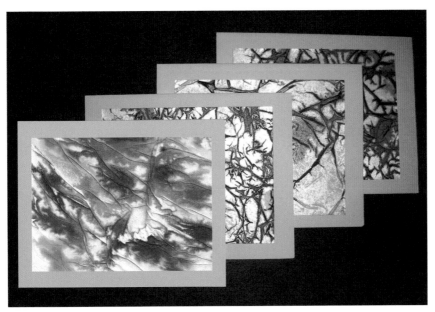

圖 1：使用彩色金箔紙、白色薄棉紙（tissue paper）、白膠、海綿刷、彩色墨水製作的心靈卡片。

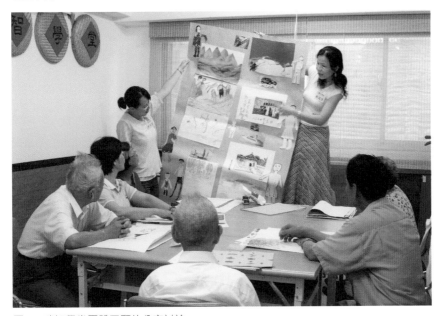

圖 2：瑞智學堂團體回顧的分享討論。

用，或者是生活的點點滴滴。一開始，我從他們那裡學到的大量英文字彙是花園中不同植物的名稱。我首次看見藍紫色的勿忘我（forget-me-not）承載著長輩的渴望：他們想要記住生命中重要的人，他們也想要被別人記住。這是多麼微小卻有重量的存在啊！

還有一次，一位老奶奶用「gay」這個字形容她的畫。我很驚訝，她怎麼會用「同性戀」來描述自己的畫呢？和她討論之後，我才理解和學習到，原來，gay當作形容詞是「快樂」的意思。

有趣的是，回臺後，阿嬤說我的臺語因為「番仔話講久了，有一個奇怪的腔。」有些長輩則因此誤會，誇我：「外省人臺語會當講按呢，金好！」當我的臺語不輪轉時，長輩會開玩笑地說：「現在換我來當老師了。」當我不了解日文和客家話的詞彙時，長輩們也會主動擔負起轉譯的角色，發揮協助者的功能。

不論我在哪裡，長輩幾乎都會詢問我是否有交往對象或是結婚了沒，特別是女性長輩。一位美國老奶奶要我在她的足科醫師來她房間複診時過去看她，以便和這位單身男醫師來個不期而遇。我因而學會了podiatrist這個字彙。

長輩特別喜歡提供協助、樂意分享經驗，成為老年族群治療關係中很特別的一個部分，使得治療關係成為雙向的學習。生活經驗與智慧傳承充分展現了老人對於社會的重要性。我的父母、高中國文老師以及我服務的健康長輩，都在退休後投入志工行列，讓我看到：發揮自己、幫助他人和回饋社會，對於老年的自我價值有深刻的意義。尤其是原本教國文的尹萍老師，為了投入各種藝術展覽的導覽，認真學習原本不熟悉的藝術史，深入研究不同派別藝術家的生平與作品風格，在在展現出老年人仍然可以繼

續學習、成長和做出貢獻。

自在玩藝術，快樂一起老

與老人生命交織與交會的時刻，是上天賜予我的恩典，沒有什麼比觸及生命和見證生命轉化，更令人感到幸運和滿足。最重要的是，周邊長輩為我樹立了榜樣，透過藝術改變現狀，更豐富了彼此的生命。

在成為藝術治療督導的歷程中，我才更清楚的意識到，藝術治療師與藝術家發展出許多相同的技能，例如：紀律、彈性、創意和組織能力。我的藝術專業背景讓我能親自體驗沉浸於創作之中的過程、增強我的專注力與觀察、了解協助長輩和創作建立關係的重要性，也因此較為熟悉創作歷程和媒材，能夠靈活運用。同時，我也注意到藝術創作與身體的關聯，包括視覺、觸覺、聽覺的感官統整，以及從外在的形式和型態，到內在的思考和轉變。因此，當我與老人工作時，會考量到肢體動作如何引領創作的表達以及經驗的整合，並嘗試在專業層面上，整合跨領域和多元文化的觀點，運用到藝術治療的實踐上。

運用藝術創作的方式來發展與長輩正向連結的經驗，讓我收穫良多。一轉眼，我已經在老人領域耕耘超過20年了。因為人生經驗與工作經驗的相互增強，藝術治療工作讓我自己的老化逐漸成為一種優勢。以前，我曾經被質疑：太年輕、缺乏經驗、沒有結婚、沒有小孩，因此不適合與某些族群工作。但從來沒有人說過我太年輕，不能和老人工作，反而會說年輕人的活力是與老人工作的重要資產。

除了年齡的界定，「老」並沒有特定的狀態和樣貌。運用於老人族群

的藝術治療也一樣，沒有固定的模式。藝術治療的工作有賴於真實的接觸與經驗。感謝我曾經服務過的所有長輩，他們是我最好的老師，從他們生命旅程中所見證到的勇氣、掙扎和韌性，讓我跟著一起成長。同時，我督導過的藝術治療師、實習生和社工們，也是這本書最好的催生者。他們讓我想要透過書寫的沉澱和整理，和大家分享我過去二十多年來累積的實務經驗與學習。

在這個「超高齡社會」來臨的時代，藝術治療師有越來越多的機會進入社區與機構，甚至是以居家服務的形式服務年長者。希望這本書的問世能提供發想、激發靈感和促進創意運用，點燃藝術創作的療癒火光，提升長輩生活品質、促進社會觀感改變，大家一起自在的玩藝術，快樂變老。

第 1 章

玩藝術與藝術治療

　　創作時，不論是專注在媒材的體驗和玩耍，或是專注在圖像的發展，過程都像是遊戲一般。「玩藝術」就是在藝術創作中培養遊戲般的樂趣和內在動機。隨著遊戲性的提升，創作者可以全神貫注，沉浸在與藝術媒材和作品的互動歷程中，使得現實生活中的各種衝突都能暫時獲得緩解，讓創作者暫時忘卻現實的困擾。然而，成年的創作者往往因為過去的負面經驗，可能害怕藝術創作，懷疑自己的創作能力。藝術治療師可以協助長輩跨越對錯的藩籬和躊躇不前的狀態，進而享受遨遊於創造歷程的樂趣與喜悅。

玩、遊戲、玩藝術

　　精神科醫師暨客體關係學者Donald Winnicott[1]主張，無論是大人或小孩，只有在遊戲當中才有創意。他探討「玩」（playing）的重要性，認為遊戲介於現實和幻想之間，如果我們想釐清外在客觀感知和內在主觀想像之間的關係，就需要花些時間去做點什麼，而「玩就是做」。簡單的說，當人們有能力玩，就會有創造力，就能發現自我。因為，玩遊戲或是創作能激發個人的想像與創造的動力，進而影響個人的行動。

　　Winnicott指出，過渡性空間（potential space）是介於內在心理現實與外在生活之間所形成的中間地帶（intermediate area），是主觀想像以及具有現實感的客觀感知所相互交織而形成的區域。這個潛在空間原先發生在母親和嬰兒之間，是過渡性現象和象徵形成的地方。我們可以透過遊戲或藝術創作，產生過渡性空間，在其中體驗投射和創造性歷程，以探索生活、體驗生活。可以說，藝術創作是人們運用外在世界的現象來掌控內在經驗的絕佳體驗。透過創作，我們也能擁有在過渡性空間中盡情玩耍的經驗，

提升個人成長與發展。

　　玩的前提是能夠自在放鬆。我們需要有我們信任的對象在場或陪伴，形成安全的環境，才能體驗到自發性的玩耍與遊戲。在這個現實和幻想懸而未決的中間地帶（過渡性空間）裡面玩耍，讓我們得以從一種尚未成形的狀態，體驗掌控和創意的可能。這種「使用創造力來面對外在現象」的能力，正是藝術治療和玩藝術之間的關聯，我們就像是投入了即興的創造以及深度的遊戲當中。

　　藝術治療中的玩耍和遊戲是在創造、探索的歷程中去玩藝術，過程可能是有趣、快樂、令人滿意的，也有可能是困難、混亂、痛苦和具有挑戰性的經驗。如果要像Winnicott描述的，在過渡空間裡體驗沒有特定目的的狀態，遊戲者需要能夠暫時放下理性的控制和預設立場。美國藝術治療師Shaun McNiff[2]也指出，我們需發展「在放手的同時仍保持專注」的能力，不害怕失去控制，放鬆理性頭腦，才能激發表達的力量與促進創造的發生。

　　任何形式的創作都必須透過玩藝術的遊戲性進行嘗試和實驗。因此，美國藝術治療師Judith Rubin[3]指出，能自由地使用媒材去探索絕非易事。由於遊戲的不確定性、變動性以及可能產生的混亂，個案可能感到焦慮而卻步，因此，藝術治療師會透過治療架構的維持以及多樣性的創作活動、主題或形式，協助個案減緩、處理相關的壓力和挫折，更快地找到個人經驗的連結。

---

1. Winnicott, D.（2009）。*遊戲與現實*（朱恩伶 譯）。心靈工坊。頁83。（原著出版於1971年）
2. McNiff, S.（2018）。潘朵拉的禮物。載於 J. Rubin（主編）*藝術治療取向大全：理論與技術*（頁531-541）（陸雅青等 譯）。心理。頁539。（原著出版於2016年）
3. Rubin, J. A. (1984). *The art of art therapy*. Brunner/Mazel publishers.

藝術治療是什麼

藝術治療涵蓋了藝術和治療兩個領域，是藝術和治療交織所發展出來一個新的專業，並具有多元的樣貌。藝術可以是主體或是輔助，藝術治療師可能強調創作本身的療癒性，或是聚焦在理解創作和圖像所反映出來的意義。

台灣藝術治療學會[4]對藝術治療的定義是：「藝術治療是一種結合創造性藝術表達和心理治療的助人專業。藝術治療工作者提供一個安全而完善的空間，與案主建立互信的治療關係，案主在治療關係中，透過藝術媒材，從事視覺心象的創造性藝術表達，藉此心象表達，反映與統整個人的發展、能力、人格、興趣、意念、潛意識與內心的情感狀態。」

藝術治療服務的對象包含幼兒、兒童、青少年、成人和老人，協助不同年齡與不同狀態的對象，藉由不同的視覺藝術媒材，以作品的具體形式呈現出經驗、感受和想法，以面對和處理情緒、發展、認知、情緒、人際、學習和疾病等議題，包含廣泛的心理需求。藝術治療可以個別、團體、家庭、親子和伴侶的形式進行，促進自我覺察的能力，同時增進社交技巧，並在創作過程中發展問題解決的能力，終至增進個人的成長。不論藝術治療師各自的理論背景為何，在與不同的個案族群、不同的場域進行藝術治療時，都一定會做適性的調整。

藝術治療作為心理治療的一種形式，使用治療（therapy）一詞，但期望達到的效果不單純只是治療和治癒。特別在面對老人族群時，藝術治療側重創作療癒的潛能。美國藝術治療師Cathy Malchiodi曾引用Michael Lerner醫生的說明，清楚區分治療（curing）和療癒（healing）的不同。他認為，

治療是「**移除和消除疾病所有的跡象**」的一種方式，而療癒是「**一種內在的過程，透過此過程，個人得以變得完整**」[5]。

McNiff[6]指出，藝術的療癒是透過個人的自我探索，找到內心運作的想像力與活力以治療自我，進而重返日常。因此，藝術治療的目標就是運用藝術創作讓人們有機會重新和自己連結，透過玩的創意與想像力增進自主性，進而發展出各自獨立且完整的自我。

藝術治療發展

大約於1930和1940年代，美國和英國開始發展出「藝術治療」專業。1942年，英國藝術家Adrian Hill[7]提出了「藝術治療」這個名詞。他因為肺結核住院療養期間，發現了藝術創作的療癒性。但是藝術的療癒潛能其實可以溯及遠古時代的洞穴壁畫[8]，以及世界各地結合視覺藝術的療癒儀式。McNiff[9]指出，史前藝術、宗教和療癒儀式都是藝術治療的遠古文化背景。美國藝術治療師Edith Kramer[10]更點出，工業革命之後，社會中科學當道，

4. 台灣藝術療癒學會官網。https://www.arttherapy.org.tw/arttherapy/post/post/data/arttherapy/tw/what_is_art_therapy/

5. Malchiodi, C. A.（2003）。*靈魂的調色盤：讓內在的藝術家活躍起來*（陳麗芳 譯）。生命潛能。頁26。（原著出版於2002年）

6. McNiff, S.（1999）。*藝術治療*（許邏灣 譯）。新路。（原著出版於1992年）

7. Wood, C. (1997). The history of art therapy psychosis 1938-95. In K. Killick & J. Schaverien (Eds.), *Art psychotherapy and psychosis* (pp. 144-175). Routledge.

8. Wadeson, H. (2010). *Art psychotherapy*. John Wiley & Sons.

9. 同註6。

10. Kramer, E. (2000). *Art as therapy: Collected papers*. Jessica Kingsley Publishers.

人們缺乏手作及與內在對話的機會，因而身心失衡，產生了潛在的心理空虛以及對創作的渴望。這也是促成藝術治療這個專業興起的因素之一。

　　早期精神醫學認為病人的瘋狂是因為著魔或體液失調所引發，近期則認為是生理失調、心理疾病，甚至由創傷所造成的現象。法國精神科醫師Paul-Max Simon[11]觀察精神病患的創作歷程，並研究他們的作品，試圖尋找外在圖像表達和內在幻想經驗之間的關聯，但是他不將創造力和病理聯想在一起，認為作品只是病人以視覺呈現的表達。

　　瑞士精神科醫師Walter Morgenthaler[12]提供紙和彩色鉛筆給思覺失調症患者Adolf Wölfli，觀察他的創作歷程，也與他一起討論藝術，並注意到創作對該患者內在表達和情緒穩定的重要性。他在1921年出版《瘋狂與藝術：阿道夫・沃夫利的人生與作品》（*Madness and art: The life and works of Adolf Wölfli*）。書中結合傳記與對作品的詳細說明，強調以全人觀點，而非單純的疾病觀點去看待藝術創作。

　　德國藝術史學家和精神科醫生Hans Prinzhorn[13]蒐集精神病患的作品，在1922年出版《精神病患者的藝術性》（*Artistry of the mentally ill*）一書中，歸納藝術創作的動機包含：自我的外在化、遊戲的渴望、裝飾的渴望、秩序的傾向、模仿的傾向以及象徵的需要[14]。他指出，精神病患自發的藝術創作反映出全人類與生俱來、普世的創作表達需求，以及藝術創作的療癒潛能。原生藝術家Jean Dubuffet認為，Prinzhorn的書對現代藝術具有巨大影響，認為文化的制約反而是真實創造力的敵人。他也搜集精神病患的作品。

　　英國藝術治療師David Edwards[15]由藝術史探討藝術本質、功能和風格的轉變與藝術治療發展的關聯性。他指出，「浪漫主義」較少關注外在寫

實，而是轉向更直接的主觀自我和心理狀態的探究，關注強烈性格和極端情緒，甚至是瘋狂的表現；「表現主義」透過直接且不經修飾的筆觸、色彩和造形，再現強烈的情感狀態，尋找新的表現形式，以反映內在經驗，強調自我表達與原創性；「超現實主義」歌頌潛意識是解放的力量，以非理性的潛意識超越理性的現實，融合夢境和現實，並置不同時空的元素。McNiff[16]也指出，超現實主義運用的自動表現技法，是一種相信歷程，讓心靈真實表達的形式，並涉及藝術治療師作為創作見證者的互動關係。這些都是蘊釀「藝術治療發展屬於個人創作表達」特質的背景。

另一個發展脈絡與藝術教育密不可分[17]，主要是受到奧地利藝術教育家Franz Cizek教學理念和模式的影響。他鼓勵兒童發展個人的自由表達方式，以視覺表達的形式反映他們的生活經驗，而不是接受僵化的傳統技巧學習課程。他認為這樣可以提升兒童個別的特質。他的理念深深影響了美國和英國藝術治療的發展。

最具影響的是現代精神分析的興起，心理學家佛洛伊德[18]，提出心理地形（topographic）理論：潛意識、前意識、意識，以及心智概念和「自由

11. MacGregor, J. (1983). Paul-Max Simon: The father of art and psychiatry, *Art Therapy, 1* (1). 8-20.

12. Bowler, A. E. (1997). Asylum art: The social construction of an aesthetic category. In V. L. Zolberg & J. M. Cherbo (Eds.), *Outsider art: Contesting boundaries in contemporary culture* (pp. 11-36). Cambridge University Press.

13. MacGregor, J. M. (1989). *The discovery of the art of the insane*. Princeton University Press.
    Rubin, J. A. (1986). From psychopathology to psychotherapy through art expression: A focus on Hans Prinzhorn and others. *Art Therapy, 3*(1). 27-33.

14. Edwards, D. (2004). *The handbook of art therapy*. Sage.

15. 同前註。

16. 同註6。

17. Waller, D. (1991). *Becoming a profession: The history of art therapists in Britain 1940-82*. Routledge.

聯想」（free association）的治療技術。他談到，我們經驗夢的方式主要是經由夢中的視覺圖像，「描述夢境的困難，部分來自我們必須將圖像轉譯成文字。做夢的人經常告訴我們：『我能把它畫下來，但我不知道怎麼說它。』」

另一位深具影響力的是榮格[19]。他運用圖像、意象和象徵療癒自己和病人，以藝術創作作為心理覺察的重要途徑，透過創作探究自己內在的生命歷程，發展出「積極想像」（active imagination）的治療技術。讓來自無意識的內在意象人格化，並與之對話，接觸原型的療癒潛能，整合象徵表達的理性與非理性素材，發展超越功能，邁向自我心靈的整合。榮格也注意到玩和遊戲的必要性，指出我們如果沒有和幻想遊戲，就不會有具想像力和創意的作品。他說：「新事物的創造不是由智力完成，而是透過發自內在需求的遊戲本能所完成的。這個創造性心靈與它喜愛的對象（objects）遊戲[20]。」

美國藝術治療之母Margret Naumburg[21]運用佛洛伊德的概念，認同人們的基本想法和感覺來自潛意識，而許多藝術圖像和夢境的意像屬於前意識的範疇，因此可以透過藝術創作使潛在的意義浮現出來，讓人們為自己的經驗找到可以描述的單詞和語言。也就是說，經由藝術創作讓「潛意識的素材意識化」，來促進人們獲得自我洞察。

Naumburg的藝術心理治療（Art psychotherapy），也稱為動力取向藝術治療（Dynamically Oriented Art Therapy）[22]。她受到榮格的影響，鼓勵個案自發的創作[23]。她主張治療師要保留自己的詮釋，由個案詮釋自己作品的意識層面。Naumburg運用個案對於自己藝術作品的自由聯想，促進個案「找到他自己的象徵性圖畫對他的意義是什麼」，因此提升自主性，也讓個案

對於作品的依附，逐漸取代他們對治療師的依賴。

Edith Kramer[24]的「藝術即治療」（Art as therapy）對於創作歷程上療癒性的理解，奠基於佛洛伊德的人格理論，也就是本我、自我和超我的心智結構。Kramer認為，作品中的元素都涉及創作者的部分自我，因此，藝術創作提供自我功能發展以及運作的力量，是一種自我統整的過程。她也主張，治療的主要目標是協助個案參與藝術創作的過程，治療的重點不在於揭露潛意識的素材，而是在創作過程、作品以及個案對作品的感覺。藝術創作過程中所產生的能量與滿足，使個案能夠面對現實的衝突感以及可能失敗的危機感。

Kramer[25]認為，自人類社會存在以來，「藝術幫助人類調和在個人本能衝動和社會期待之間永遠存在的衝突」。因此，廣義來說，所有藝術都有療癒性。昇華（sublimation）的心理過程，就是以具有社會性的行為轉化原始的本我衝動，也就是說，透過創作給予經驗和感覺一種外在形式，在

18. Rubin, J. A. (2018)。藝術治療中的發現與洞察。載於J. Rubin（主編）*藝術治療取向大全：理論與技術*（頁83-101）（陸雅青等 譯）。心理。（原著出版於2016年）

19. Swan-Foster, N. (2018)。榮格取向藝術治療。載於J. Rubin（主編）*藝術治療取向大全：理論與技術*（頁193-216）（陸雅青等 譯）。心理。（原著出版於2016年）

20. Jung, C. G. (1923/1971). Psychological types. The *collected works of C. G. Jung (vol. 6)*. Princeton University Press.

21. 同註18。

22. Naumburg, M. (1987). *Dynamically oriented art therapy: Its principles and practice*, Magnolia Street Publisher.

23. 同註19。

24. Kramer, E. (2004)。*兒童藝術治療*（江學瀅 譯）。心理。（原著出版於1971年）

25. Ulman, E. (2018)。佛洛伊德的主題與變奏。載於J. Rubin（主編）*藝術治療取向大全：理論與技術*（頁123-145）（陸雅青等 譯）。心理。頁127。（原著出版於2016年）

原始的需求與複雜的想法和行動之間，建立象徵性的連結和轉化。我喜歡再進一步，以物理學的昇華概念加以解釋：也就是本質相同的物質，需要適當的環境、時間、媒介和能量，才有可能轉變成為不同的狀態。這個概念會與稍後即將談到的「藝術治療的架構」有關：透過營造適當的治療性環境，促成療癒與轉變的發生。

因此，當個案自我功能低落或是自我強度不足時，藝術治療師提供的「第三隻手」（the third hand）將成為個案的「輔助自我」（auxiliary ego），協助個案處理各種與創作過程、形式和內容相關的問題。藝術治療師不是直接解決個案面對的問題，而是協助個案透過創作，具體呈現內在的想法和意象，注意到自己的狀態，尋求方式來滿足自己的需要。例如，面對挫折容忍度較低且在意精確的個案時，如果個案無法忍受擦拭後清晰可見的鉛筆痕跡，卡在想直接放棄或情緒暴走的狀態中，藝術治療師可以提供號數更高、筆芯較軟的鉛筆，即使用橡皮擦擦拭，所留下的鉛筆痕跡也不那麼明顯。個案可以先跨越這個技術困境，進而嘗試描繪出內在的意象，經驗到更良好的自我狀態，因此提升自我概念。

英國藝術治療師Edward Adamson[26]於1946年開始在精神病院工作。雖然在此之前大多數醫院沒有提供藝術活動，但有許多長期住院的病人已經開始畫畫消磨時間，在媒材缺乏的情況下，他們以衛生紙和書本的蝴蝶頁作為畫紙，或是使用碎布製成玩偶，反映出表現內在創意的強烈需求。Adamson在醫院中建立了藝術工作室，提供媒材給病人使用。他認為，藝術治療師身為一位藝術家，需要掌握運用媒材的技能，如同Kramer第三隻手的概念，他強調自由表達和創造性，只在必要時建議病患嘗試不同媒材來表達自己。

美國藝術治療師Elinor Ulman[27]對藝術的定義清楚勾勒出藝術治療的樣貌:「是一種在混亂中找到次序的方式……是一種發現自己與世界,並建立兩者關係的方法。在完整的創作過程中,內在與外在現實融合為新的現實。」她強調以個案需求來選擇工作的取向,認為藝術能為感覺提供外在形式,並具有內在固有的整合性特質,能鬆化防衛性,促進人格整合。

藝術治療誕生時,正是佛洛伊德學派主導精神分析的時期。因此,美國早期的藝術治療理論觀點都與精神分析相關。(第十章會介紹適合老人藝術治療的人本取向。)而隨著心理治療的後續發展,加上近期頗受重視的神經心理學,藝術治療有了更多元的理論取向和工作模式,感興趣的讀者可以參閱《藝術治療取向大全:理論與技術》[28]一書。

藝術治療的歷程

藝術治療師最重視的部分就是藝術治療的歷程。歷程主要是發生在個案和治療師雙方的治療關係當中,但藝術治療著重的不只是個案和藝術治療師的治療同盟關係,還要加上雙方與個案的藝術創作/作品所形成的三角關係[29](圖1)。療程中,三角關係的互動,從藝術治療師為個案營造和維持的「安全的治療性環境」開始,治療師也需要維持治療的時間和空間

---

26. Adamson, E., & Timlin, J. (2014). *Art as healing*. Coventure.

27. 同註25。

28. Rubin, J. A. (2019)。**藝術治療取向大全:理論與技術**(陸雅青等 譯)。心理。(原著出版於2016年)

29. Case, C. (1990). The triangular relationship (3): The image as mediator. *Inscape (Journal of the British Association of Art Therapists),* Winter, 20-26.

架構。藝術治療師和個案建立同盟關係，形成藝術創作的安全環境，讓治療師得以**協助個案和藝術創作建立關係**，並投入藝術創作。

　　藝術治療師本身的創作經驗，除了讓自己熟悉創作媒材和創作歷程、提升對於圖像的敏感度與了解之外，還讓他能夠尊重和接納個案的作品。這將深刻影響個案和創作歷程與作品的關係，藝術治療師需要能夠維持治療的媒材和創作活動架構。Kramer[30]也提醒大家，在現代生活中，藝術創作的傳統已然沒落，加上我們身處消費廣告和政治圖像等人造視覺環境中，使得一般人日常生活缺乏藝術的涵養，用藝術創作反映生活經驗將更具挑戰性。因此，協助個案和藝術創作建立關係是促成藝術治療的必要條件。

　　歷程中，三角關係之間的互動都是雙向且動態的，透過觀察個案和治療師以及個案和藝術創作／作品之間的關係，可以為藝術治療師提供線索，以便調整和個案工作的方式，以及對療程當下的發生做出回應。因

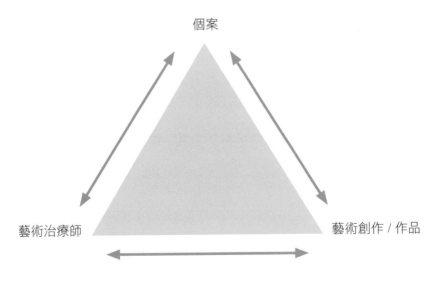

圖1：藝術治療的三角關係。

此，藝術治療師要注意創作歷程中，個案選用什麼媒材；以什麼方式操作媒材（緩慢、快速、重複或是混亂等等）；創作歷程的發展和形式，例如在同一次或是不同的療程中，表現是否一致或有什麼變化，能否有彈性的嘗試、調整和改變，或是停滯不前等等，更全面地去關照歷程中的發展和互動。

藝術創作不是單純地呈現實物影像或景觀，更是轉化內在世界與外在世界，使兩者成為一個自成一格的獨特意象和想像。在藝術創作的過程中，不論是滿意或是挫折，不論是有成就感或失落感，歷程和作品都提供了即時的回饋，讓創作者有機會面對問題，調節自己的情緒，進一步做出調整。因此，藝術治療師需要促進長輩找到持續創作的動力，讓他明白，過程中一定會面臨不斷的選擇和選擇後的結果，他可以不斷嘗試，直到自己滿意為止。透過「玩」的遊戲性，個案從被動轉為主動地掌控自己的經驗，專注投入，因而激發創意和問題解決能力的發展。

雖然藝術治療的歷程與作品息息相關，但創作作品本身並不是主要的目標，而是在創作的過程中，讓個案有機會經驗模擬兩可、不確定的感受或困惑。Rubin[31] 指出，隨著療程的推展，在某個時間點之後，個案會自然地感覺他必須創造些什麼，或是想要創造些什麼，因為這是內在需求尋找組織經驗的和諧方式。自發性的創作能夠更貼近地表達出個案真實的狀態與感受。

溝通是治療情境很核心的部分。在藝術治療中，除了口語互動，也

---

30. 同註10。

31. 同註3。

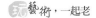

有藝術創作過程的非語言溝通，以及藝術作品的視覺溝通。藝術作品讓經驗、想法和感受外化，是一種非語言形式的具體展現，能夠促進觀看，以及進一步的探討。同時，作品清楚地記錄了療程的軌跡，也成為治療經驗和歷程的鮮明記錄，成為回顧療程時的重要媒介。溝通也在個案的內在發生，也就是個案和藝術創作／作品之間的對話，而促進自我覺知與整合。

　　藝術治療師都同意，藝術治療的歷程遠比完成的藝術作品更為重要，個案不需要事先具備創作的經驗。這樣的觀念，以及對創作歷程和作品不批判的態度，不以作品美醜為焦點的概念都相當重要，卻常常忽略了個案的美感經驗與需求。

藝術治療的品質

　　藝術治療強調的是，透過藝術創作讓個體象徵性的表達自己的經驗與感覺。「玩藝術」沒有藝術能力的門檻限制，進入藝術治療也不需要事先具備藝術創作的技能，然而Kramer[32]也指出，藝術治療中作品的品質，與藝術治療的品質是同步發展的。也就是說，當治療有了進展，創作表達的能力也會有所提升。對於創作圖像的美感需求，不是來自於一昧地追求技巧，而是考慮如何讓身心與技藝同步的成長。

　　Kramer認為可以從三處來觀看作品的品質。首先是注意來自個人經驗的表達是否達成內在一致性（inner consistency）？也就是說，藝術家的內在真實性，是否能夠誠實且不虛假的反映在作品上；再來是能否以簡約的藝術手法（economy of artistic means）表達？不過多也不過少，審慎且適當地運用線條、色彩和造型等等元素；最後是創作的作品是否具有喚醒力

（evocative power）？喚起的回應與創作者的意圖有關，也與藝術傳達的美感有關，進而產生連結和回味。

簡單的說，不論使用什麼形式創作，只要個案的作品能有力地傳達內在的真實，沒有任何非必要的增添與阻礙，就是品質良好的藝術表達形式。藝術治療追求的是「完整」，而不是「完美」。注重品質並不是要求作品完美，也不只是單純地著重寫實能力。玩藝術，把經驗轉化成意象，透過藝術創作的再現，讓我們有機會重新並繼續創造我們如何看待自己和關係，開放探索各種選擇與意義，擁抱不同的可能。

「玩」代表著**什麼都可以嘗試**，個案自發和自主地選擇，沒有規定應該怎麼玩，或是一定要怎麼玩。藉由藝術創作與反思的歷程，藝術治療師陪同個案走入自我探索和發現的旅程。創意的活力以及玩的動力，除了可以促進個人的成長與健康之外，更能夠增進個體與自己以及他人的溝通，展現個人獨一無二的創造性想像的智慧，發展新的能力來面對挑戰。透過作品的鏡映以及與藝術治療師的互動，玩藝術也具有**溝通**的特質，玩出生命交織的精采創意時光。

---

32. Kramer, E. (1975). The problem of quality in art. In E. Ulman & P. Dachinger (Eds.), *Art therapy in theory and practice* (pp. 43-59). Magnolia Street Publisher.

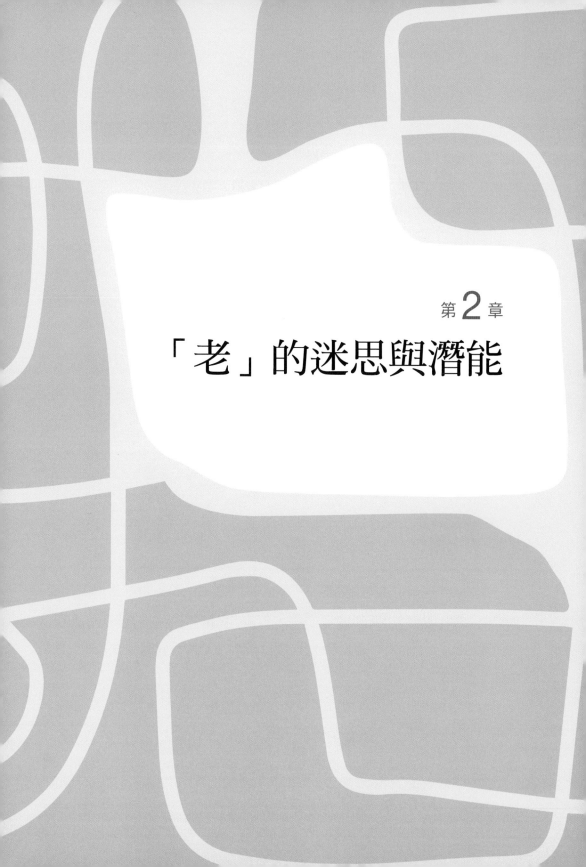

第 2 章

「老」的迷思與潛能

每個人都會變老，老化是自然且必然的生命歷程。隨著科技和醫療的進步，人類的壽命不斷延長，同時生育率卻大幅降低，讓老年人口比例快速增加。隨著1940年中期開始的戰後嬰兒潮邁入老年，人口老化成為21世紀全球先進國家的發展趨勢，臺灣也不例外，人口結構快速變遷，老年人口逐年遞增。2013年，臺灣65歲以上的老年人口占總人口比率超過7%，成為「高齡化社會」；2018年3月超過14%，正式進入「高齡社會」。國家發展委員會[1]（2020）進一步推算，預估到了2025年，每5個人當中就有一位老人，臺灣將邁向「超高齡社會」。

依據內政部[2]公布的民國108年「臺灣地區簡易生命表」，臺灣國民平均壽命已提高到80.9歲。這意味著，無論對個人、家庭、社區或是社會而言，變老都是一個不斷延長的現在進行式。在這個集體邁向老化的年代，當人們越來越長壽，要如何面對這種現象呢？我們要如何提升老年生活品質、滿意度以及幸福感呢？

老的迷思

從1990年開始，世界衛生組織（World Health Organization，WHO）陸續推廣「健康老化」（healthy aging）、「成功老化」（successful aging）和「活躍老化」（active aging）等概念，強調老年生活的意義與品質，希望能扭轉人們對老年的負面觀點。

但是這些概念仍然有待進一步的推廣或思辨。當我邀請銀髮族藝術治療工作坊的成員，分享他們對於「老」的聯想時，大多充斥著負向的聯結，包含：衰老、退化、接近死亡、體弱多病、失能、固執、嘮叨、

依賴、害怕改變、憂鬱、孤獨、無望、記憶力差和健
忘、家庭的負擔等等。老年人雖然有豐富的生命經驗
和內涵，可以成為智慧的象徵、經驗的寶藏與文化的
傳承者，但正向的聯想，卻往往遠不及負向的連結。

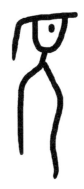

老的象形文字。

老，是怎麼回事呢？人在不同階段，從嬰兒到
幼童、青年、壯年、中年到老年，身體形貌都會有不
一樣的改變。中文「老」的象形文字，直接描繪出一
個側面駝背、長鬍鬚、頭髮稀疏和扶著拐杖的年老形
象。一般人對於「老」的刻板印象，也是將老化的歷程與生理退化、外貌
衰退畫上等號。

然而，「老」的客觀現象必須和主觀感受有所區別，並且應不帶評
價。我們經常避免直接使用「老」這個字。例如承辦老人藝術治療課程或
活動的單位，往往改以「長青」、「銀髮」或「高齡」取代「老」這個
字，近年來更常運用「熟齡」、「創齡」、「樂齡」等等詞彙。雖然這些
詞彙可以翻轉大家對老年的刻板印象，傳遞著高齡時仍然可以很有創意或
很快樂的觀念，但是沒有考量到每一個個體其實都是不一樣的現實，一昧
強調老化的正向意義，以偏概全的逃避隨著老化而來的高齡化趨勢，這樣
並無法真正解決老年所產生的種種問題。

---

1. 國家發展委員會（2020）。中華民國人口推估（2020-2070年）。https://pop-proj.ndc.gov.tw/dataSearch.aspx?uid=59&pid=59

2. 內政部（2020）。臺灣地區簡易生命表（民國108年）。https://ws.moi.gov.tw/Download.ashx?u=LzAwMS9VcGxvYWQvYWQvT2xkRmlsZS9zaXRlX25vZGVfZmlsZS84OTk1LzEwOW55OiHuueBo%2bWcsOWNgHdlYi5wZGY%3d&n=MTA45bm06le654Gj5Zyw5Y2Ad2ViLnBkZg%3d%3d&icon=..pdf

到底是長輩怕聽到「老」這個字，還是人們以為他們不喜歡？「老」除了指老年和年長的人，也可以是對長輩的尊稱與形容詞。例如耆老指年紀長、經驗和閱歷豐富；老辣、老練，則有技巧高超、技術熟練的意思。真的需要思辨的，或許是對於「老」的稱謂背後所夾帶的態度與觀點，以及賦予它單一而絕對的評價之謬誤。

我也曾陷入社會文化加諸老化的偏見和迷思中，忽略了環繞在周遭的用字遣詞如何決定我們的心態。「變老」有許多不同的版本，不僅充滿變化，甚至可能是互相矛盾的經驗。所以，我們必須釐清「老」的概念與樣貌，並體認不同個體對「老」的不同觀點。

近來社會中追求不老、抗老、凍齡、逆齡的風潮，將人二分成年輕和年老，對「老」的恐懼和排斥滲透在我們的日常生活中。這不單單影響了我們如何對待老人、如何看待老年與老化，也讓老人難以接納自己、無法形成正向的自我形象，對他們的健康和幸福感都造成不利的影響。一位奶奶將自己的人生區分成五個階段，從童年期、青春期、大學、成人動蕩期（有兩段婚姻、工作變動和嚴重手術的復原），以及老年期。她使用黑色畫出令人氣餒的老年期，大大的圍籬呈現出受到年齡、性別和地點（居住在團體家屋）的束縛（圖1）。

因此，我們必須反思，社會文化和價值觀如何貶抑老化？並嘗試經由觀察和思辨，正視老年精神學者Robert Butler[3]提出年齡歧視（ageism）的概念。我們針對老年和老化過程所形成的刻板印象和偏見態度，會受到社會風潮、習俗或政策的影響，進一步強化已經存在的成見。因此，我們需要尊重個體的差異，才能打破老化的迷思，否則，內化的偏頗態度和成見將會變成自我實現的預言。社會現在對老年的歧視，就是未來我們的寫照。

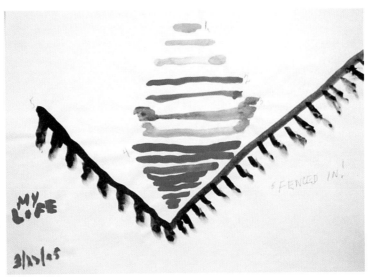

圖1：87歲奶奶用水彩的色彩和線條呈現出自己人生的5階段。

老化是一個動態的生命歷程，因此無法只停留在某種理想或成功的狀態。針對老化的定義中，最普遍和最受到廣泛運用的理論是John Rawe和Robert Kahn[4]由生理、心理和社會參與三個部分來形塑「成功」老化的概念模式，強調延續成年的良好狀態，免於疾病和失能，維持良好的認知功能，以及積極的生活參與。雖然他們描繪出正向的發展方向，卻過度簡化了老人的同質性，將老化二分為成功和不成功的絕對版本。實際上，因為個人身體、經驗、心態及老化歷程等等元素具有很大的差異性與多樣性，無法以單一標準界定。

3. Butler, R. (1980). Ageism: A foreword. *Journal of Social Issues, 36*(2), 8-11.

4. Rowe, J. W., & Kahn, R. L. (1997). Successful aging. *The Gerontologist, 37*(4), 433-440.

美國心理學家Laura Carstenson[5]和研究團隊，針對18到94歲的美國人在12年間的幸福感研究，發現老人比年輕人有更多的正面情緒與較少的負面情緒。研究結果顯示，雖然身體機能、認知功能和記憶退化，老人的情緒調節能力卻增加了，幸福感也因此提升了。「社會情緒選擇理論」（Socio-emotional Selectivity Theory）指出，人們受到時間觀點的影響，年輕人的心理狀態通常屬於未來導向，老人則主要是回顧過去和處於當下。老人覺察生命時間的限制，感到時日無多，知道應該把握現在，選擇專注在重要且有意義的事情上。老人有動力追求有情感意義的目標，投入心靈契合的關係，而有令人滿意的人際交流，進而帶來正向情緒與幸福感。

當然，這並不代表所有老人都感到開心幸福，但老化引發健康、體力、記憶和認知的衰退，確實同時提高了情緒的穩定度和幸福感。對於老人情緒調適的研究也指出了「正向效應」[6]（positivity effect）的現象：面對相同的正向和負向情緒刺激時，年紀大的人對令人感到愉悅的照片的記憶較完整。

也就是說，老人傾向於接納或注意正向的情緒刺激，主動選擇正向積極的心態，而且老人在情緒處理和調適上，也比年輕人有更多的資源和經驗。因此老人情緒較為穩定。同時，也有研究指出，負向情緒需要更多的認知功能來處理，而老人大腦功能衰退，更容易遺忘負面的記憶，這也是老人情緒穩定的部分原因。但是，隨著年齡增長，即使引發了豐富而複雜的情感反應，例如悲喜交雜的感受，混雜了正向和負向的情感，老人也能讓情緒體驗更加穩定，進而感到主觀的幸福感。

美國經濟學家David Blanchflowerd[7]透過大量的文獻資料，評估全球145個國家焦慮、憂鬱、恐慌、自卑和失眠等心理狀態，發現幸福感不受客觀

生活條件的影響。不論是哪種客觀生活條件，幸福感與年齡的關聯都會呈現出一條U型曲線。生命發展的進程中，並不是從無憂無慮的快樂童年一路墜落到失落絕望的老年，而是在青春期後逐步下滑，大約在中年50歲左右落入幸福感的低谷，再隨著年齡增長而逐漸提升。也就是說，步入老年時，幸福感反而會逐漸攀升。他發現，不分種族或國家，幸福的U型曲線無處不在，因而對許多心理學家認定幸福感與年齡無關的主張感到不解。

老年的發展

榮格[8]以太陽橫跨地平線的隱喻，類比人類的生命週期，從童年、成熟期、中年到老年四個階段，兒童像是冉冉而升的太陽，中年像是從日正當中逐漸下降，老年則是即將消逝的落日。榮格說人類生命的下午無法依據上午的方式來過活：「早晨的美好，在晚上微不足道，而早晨的真實，到了晚上將成為謊言。」因此，在日落時分，個體要尋找屬於人生下半場，也就是靈魂內在生命的價值。

---

5. Carstensen, L. L., Turan, B., Scheibe, S., Ram, N., Ersner-Hershfield, H., Samanez-Larkin, G. R., Brooks, K. P., & Nesselroade, J. R. (2011). Emotional experience improves with age: Evidence based on over 10 years of experience sampling. *Psychology and Aging, 26*(1), 21-33.

6. Reed , A. E., & Carstensen, L. L. (2012). The theory behind the age-related positivity effect. *Frontiers in Psychology, 3*. https://doi.org/10.3389/fpsyg.2012.00339

7. Blanchflower, D. (2021). Is happiness U-shaped everywhere? Age and subjective wellbeing in 145 countries. *Journal of Population Economics, 34*(2), 575-624. https://doi.org/10.1007/s00148-020-00797-z

8. Jung, C. G. (1969). The stages of life. In *The collected works (vol. 8): The structure and dynamics of the psych* (pp. 387-403). Princeton University Press.

9. Kirsch, B. T.（2013）。*給追求靈魂的現代人*（李開敏等 譯）。心靈工坊。頁160。

榮格分析師Thomas Kirsch[9]延續榮格將人類生命區分成上午和下午兩個部分的概念，說明人生「前半部是自我的發展，後半部則牽涉到終極意義的問題。……當年華老去，關於意義、目的和宗教或靈性相關的課題變得更為凸顯。」人生下半場包含中年和老年，需要接受存在於生命中對立的兩極，整合個體內在的對立面，走向與生俱來的「自性」（Self），也就是本來的面目。

美國發展心理學家Erik Erikson[10]有一個著名的社會心理發展理論，探討人生連續不斷的自我發展歷程，並將此歷程分為八個發展階段。在這些發展階段中，個體與社會環境的互動會產生這個階段特定的發展危機，也就是在兩個看似對立的性格傾向中取得平衡，而培養出特定的心理能力。65歲至死亡是「老年期」，其人生發展任務是生命統整，所面臨的挑戰是在自我統整與必然的絕望感之間取得平衡。因此，透過生命回顧，老人可以回顧和反省過往的生活經驗，找到生命的意義，即使覺得人生仍有缺憾和不完美，也能夠接納自己人生的完整性。但是如果認為自己的人生缺乏意義，虛度一生，就會感到沮喪和悔恨，甚至產生悲觀和絕望的心態。

Erikson自己邁入老年後，也開始強調老年所面臨的獨特挑戰以及智慧的重要性，指出在人生週期中，「活躍的參與」（vital involvement）[11]生活，也就是主動選擇自己的生活方式，對於在和諧與不和諧的性格傾向中取得平衡異常重要。他尤其注意到藝術創作能豐富老年生活，而跨世代共融的藝術創作經驗更能促進人與人之間的連結與參與。藝術創作本身能激發多重感官經驗和刺激活力，是可以延續一生的學習。即使長輩的經驗和能力各有不同也無妨，藝術活動需要創作者完全投入的沉浸其中，藝術經驗不同的老人還是都可以積極參與，透過嘗試和探索新的方式，展現出個

人獨特的風格。

　　老人越來越長壽，老年期顯著延長。Erikson夫婦在晚年重新思考和審視人生發展八個階段時，認為必須增加第九個階段。Joan Erikson[12]依據自己的經驗和Erik Erikson的筆記，創造了「極老期」一詞，並強調這是一個不同的生命境界，個體會重新經歷過去生命所有的衝突和挑戰，需要面對和處理稍早階段中不和諧的部分，像是不信任、羞愧、罪惡感、自卑、孤立、頹廢遲滯和絕望等等，但同時指出：衝突和張力也是成長與力量的重要來源，若能順利地取得平衡，即可達到生命的統整圓滿。第九個階段就是「超越老化」（gerotranscendence）：建立一個新的精神性的社會觀。

　　瑞典社會學家Lars Tornstam[13]提出的「超越老化」，被視為是邁向成熟和智慧的最後階段。這個以超越的方式觀看自己與時空、物質、生死、自我和社會的關係，不再那麼注重物質、人際關係，以及對死亡的恐懼，轉而追求精神和靈性的提升，超越之前生活的狀態和困境，對自己和宇宙的聯繫有更深刻的認識。他也指出，邁入老年之後，可能成熟地超越老化。這個內在歷程，從唯物和理性的角度，轉變成宇宙和超越的觀點。焦點由個人轉向利他，通常伴隨著生活滿意度的提升。

10. Erikson, E. H. (1968). The human life cycle. In *International encyclopedia of the social sciences* (pp. 286-292). Crowell-Collier.
11. Erikson, E. H., Erikson, J. M., & Kivnick, H. Q.（2000）。***Erikson老年研究報告***（周怜利 譯）。張老師文化。（原著出版於1986年）
12. Erikson, E. H., & Erikson, J. M.（2012）。***生命週期完成式***（廣梅芳 譯）。張老師文化。（原著出版於1997年）
13. Tornstam, L. (2005). *Gerotranscendence: A developmental theory of positive aging.* Spring Publishing Company.

老的潛能

年齡不是改變、成長或療癒的障礙或終點，潛能也伴隨著老化而來。雖然有些大腦功能會老化和退化，但美國老年精神醫學家Gene Cohen[14]指出，許多研究過度強調老化所引發的問題和負向特質，忽略了熟齡大腦的潛能。近來老年研究都著重在大腦和心智健康，也發現了許多支持正向老化的證據。

心理學家Raymond Cattell[15]根據不同類型的記憶，提出流動智力（fluid intelligence）和固定智力（crystallized intelligence）的概念。流動智力與先天遺傳相關，指的是即時的理解能力，包括分析資訊的速度、短期記憶力和抽象推理能力。流動智力在30歲達到高峰，之後就會隨年齡增加而逐漸衰退。固定智能則是後天學習和生活經驗的累積，會隨著年齡增長與日俱增。固定智力的特質在老人身上展現無遺，顯示了創意思考和問題解決方式，充滿豐富的經驗，甚至智慧。

熟齡大腦的優勢就是透過長年累積和學習的經驗，形成複雜的神經結構，而且會因應新的經驗而不斷重塑大腦。Cohen[16]對於神經的可塑性與神經元新生的研究發現，記憶是透過注意力的集中，形成特定模式，頻繁地引發神經元之間的連結，強化已有的連結並形成新的連結。老化的過程也賦予我們思考、情緒調節能力和幸福感的優勢。隨著年齡增長，腦細胞之間的情緒連結會更穩定、更平衡，特別是負面情緒的調節與處理會更具優勢。心理學家Roberto Cabeza的研究發現，年輕人和記憶力差的老人，主要依賴單邊大腦執行任務，而記憶力好的老人卻能更平均的左右腦並用，顯示其神經網絡經過了重組，能更有效率的發揮功能，並減少年齡造成的神

經退化。藝術創作是一個極佳的方式，藉由重複精熟的練習來增進腦部功能。Cohen更指出，藝術是「以最佳化方式使用左右腦」的活動。

Cohen等人[17]研究了專業藝術家帶領的美國社區藝術課程，包含繪畫、音樂、寫作和珠寶製作。他們針對166位老人的健康和生活功能影響，比較每週參與一次藝術課程以及沒有參與這類課程的老人。結果發現，掌控感、人際互動和活動永續性對於人生後半段具有正面影響。參與社區藝術課程對老人的生理、心理或情緒都有正向的影響，不僅就醫和用藥次數減少，憂鬱和孤獨感降低、社交更為活躍、健康與適應力也都提升了。透過學習逐漸掌握某種活動所獲得的成就感，會延伸到生活中的其他領域，讓老人能夠有自信願意去嘗試和探索新的可能，控制感與成就感也能夠提升免疫力，增進健康。

Cohen[18]提出了「發展智商」（developmental intelligence）的概念，指的是隨著年齡增長，個人將其獨特的神經、情緒、智力和心理潛能發揮、提升並整合到最佳狀態的過程。發展智商表現出提升的智慧、觀點和視野，透過三種進階思考方式反映出來：能夠理解事情沒有絕對性，而能考慮相對情境的「相對性思考」；能夠在看似對立和不相容的觀點中解決其中矛盾的「二元性思考」；能夠以寬廣的視野看見全貌的「系統性思

14. Cohen, G. D.（2007）。*熱齡大腦的無限潛能*（李淑珺 譯）。張老師文化。（原著出版於2005年）
15. Cattell, R. B. (1963). Theory of fluid and crystallized intelligence: A critical experiment. *Journal of Educational Psychology, 54,* 1-22.
16. 同註14。
17. Cohen, G., Perlstein, S., Chapline, J., Kelly, J., Firth, K., & Simmens, S. (2006). The impact of professionally conducted cultural programs on the physical health, mental health, and social functioning of older adults. *The Gerontologist, 46*(6). 726-734.
18. 同註14。

考」。一個人必須透過時間和經驗的累積，以及努力，才能發展出這種細緻且富有彈性的思考模式。我們可以說，智慧就是發展智商的表現。

Cohen指出，**潛能的體現就是創意**。透過藝術的介入，可以讓長輩保有生產力與活動性，獲得精熟的掌控感，讓老年歲月也可以充滿成長、創造與情感上的滿足，進而找到新的觀點、意義和可能。

老的意義

生老病死是生命自然的歷程，一個人的一生無論有沒有經歷病痛，都和「生」脫離不了關係。因此，當我們邁向人生終點時，必須進行生命的回顧和統整，以及生命意義的追尋。同時，死亡也是賦予生命意義的重要來源。隨著年華老去，身邊至親好友陸續凋零離世，老年的我們無可避免地要放下過去的角色、關係、物件，透過回憶或是建立新的關係來調適自己。老年的任務也包含逐漸接受死亡的必然性[19]。然而，與死亡相關的想法和感受是一個極為敏感的主題。受到舊時代禁忌和迷信的影響，多數人傾向避而不談，最安全的方式是等長輩準備好了主動提出，或是在建立安全的關係後，彼此敞開心胸，進行舒適且不防備的對話，才能一起面對未知的恐懼。

每個人都需要靈性的追求與存在的意義，尤其是在人生最後的階段。我們無法避免地必須面對「個人的生命意義是什麼？」的問題。有些人透過信仰獲得寄託和慰藉，但宗教雖然與靈性有交集，卻不是靈性的全部。對於靈性的追求，也是對完整樣貌的追尋，我們期望找到內外相連的合一境界。前面提到的老年超越就是如此。靈性是一種整合的力量，有助於老

人面對生命的統整與調適，促進老年生活的意義與幸福感[20]。

老年學者Robert Atchley[21]闡述靈性作為個人存在經驗的豐富性與複雜性。他認為靈性不具有特定的指涉對象，而是使個人經驗更加敏感，可以發生在各種的情境當中。例如面對自然美景所湧現的感動和讚嘆、自己獨處時所覺察到內心的祥和與寧靜，或是與他人相處時所感受到的慈悲和同理。這種純粹存在的經驗與神聖性的追尋相似。而靈性的信念和實踐，更會影響老人對於時間、老化、垂死和死亡的經驗。

Yalom[22]在《凝視太陽》中直呼：「正視死亡雖然會挑起焦慮，但它也是讓生活更為豐富的契機。」他在深入探索人生的歷程和意義時，提到了漣漪效應：每個人對別人發生同心圓般的影響，而這些影響也會經由這些人再向外傳遞。無論是生命體會或個人智慧，他相信人的價值有如漣漪般一圈一圈地向外擴散，甚至是代代傳遞。個體生命影響他人的脈絡，不是空虛而了無意義的。關於留點什麼給後代，Erikson等[23]也指出，社會將子孫視為個人生命的延伸，透過生命故事的敘說，傳遞生命價值或是給予後代建議，並將下一代的成就當成自己人生的成就。這個觀念為那些認為人生沒有意義的人，提供了生命座標，因此可以慈悲的待人，也可以謙卑地接受死亡的命運。

19. 同註11。

20. Saxena, S., O'Connell, K., & Underwood, L. (2002). A commentary: Cross-cultural quality-of-life assessment at the end of life. *Gerontologist, 42*(3), 81-85.

21. Atchley, R. C. (2009). *Spirituality and aging*. Johns Hopkins University Press.

22. Yalom, D. I. (2009)。**凝視太陽——面對死亡恐懼**（廖婉如 譯）。心靈工坊。頁86。（原著出版於2008年）

23. 同註11。

感恩最能引發漣漪效應。英國神經學家兼作家奧立佛·薩克斯[24]確診黑色素瘤、即將不久於人世時，在《紐約時報》發表文章提到：「我無法裝作我不害怕。但是我主要的感覺是感恩。我愛過，也被愛過；我獲得很多，也付出作為回報；我讀書、旅行、思考、寫作過。我和世界交會過，是作家和讀者的特別交會。」他臣服於生命，勇敢面對即將到來的死亡。

蘇東坡《贈劉景文》：「荷盡已無擎雨蓋，菊殘猶有傲霜枝。一年好景君須記，最是橙黃橘綠時。」夏天的荷花和荷葉都已凋零，秋天仍有殘莖和殘菊，蕭瑟的秋末冬初，結實纍纍是最美的時節。他對於四季更迭的描繪，猶如對人生發展和變化的提醒：我們不能忘記老年的價值與意義。

老年是生命統整的重要時期。老年除了帶來困境和限制，也同時伴隨著希望與機會。藝術創作提供一個去觀看生命意義、滿足精神和靈性需求的活動，讓老人透過創作達到對生命深度和整合的需求。我在和老人工作時，一直放在心上的就是莊子在《齊物論》中談到的「形如槁木」——外在形象乾枯，內在卻蘊含豐富生命力的境界。我不斷思考，如何透過藝術治療協助長輩面對和調適身心的轉變與挑戰，讓長輩的生命經驗和心靈韌性，能透過創作外化和反映出來，進而加以整合。

---

24. Sacks, O. (2015). My own life. https://www.nytimes.com/2015/02/19/opinion/oliver-sacks-on-learning-he-has-terminal-cancer.html

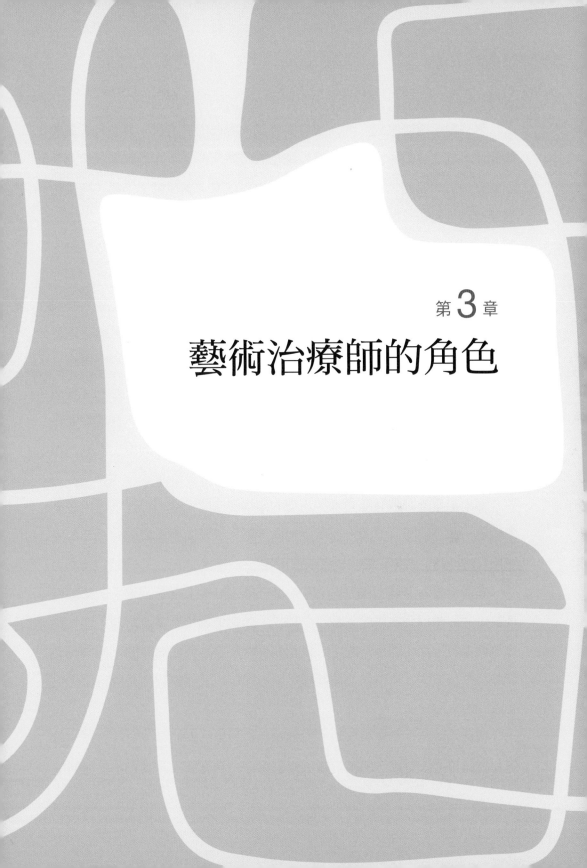

第3章

藝術治療師的角色

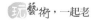

　　對藝術治療師來說，如果想要從事老人藝術治療工作，首先且最重要的條件，就是必須喜歡和樂意與長輩相處。如此一來，才能夠有效建立並享受與長者的連結，透過提供適宜的機會和環境，讓長輩去接觸、喚醒和滋養他們與生俱來的創意本能。

特質與能力

　　藝術治療師所學理論取向不盡相同，性格也各有不同，因此往往會有不一樣的工作風格和治療模式。藝術治療師個人的特質與治療同盟關係的建立，有著極為重要的關聯。當藝術治療師性格穩定、平靜，又有活力，對自己個人的經歷和反應具有敏銳的觀察與細緻的覺知，就能帶著好奇心、用心與長輩互動，讓治療師的臨在成為治療環境中的穩定因素。因此，藝術治療師在療程中的專注與觀察至關重要[1]。

　　藝術治療師必須有能力維持治療的架構與框架，處理外在環境所帶來的困難，像是時間、空間安排所受到的干擾，以及面對長輩內在感受所反應出來的行為，例如恐懼、依賴或抗拒等。

　　藝術治療師不可或缺的先決條件還有耐心和彈性[2]。透過足夠的傾聽和理解，才能和每個複雜的生命建立關係。如同植物長大需要時間一樣，建立彼此了解、互相尊重的關係，以及關係的成長也都需要時間，如果我們能尊重每位長輩，並信任治療歷程，願意等待，就能讓我們經驗生命變化和成長的奧秘。

　　藝術治療師也需要有足夠的自信和內在資源，能夠接受有些長輩的態度和行為可能不討喜。藝術治療師要有勇氣，有意願、真誠和不畏縮的面

對治療所引發的焦慮；保有積極正向的態度以面對挫敗的經驗，而不會馬上放棄；再加上彈性和幽默感，讓治療師與個案都能更有意識、開放地面對並克服療程中出現的困難與挑戰。

　　藝術治療師還需要有能力接受和容忍長輩的絕望感[3]，持續提供鼓勵、協助長輩與藝術創作建立關係、緩和他們對於創作的焦慮和恐懼、促進長輩投入創作，而能透過創作發展他們藝術表達的能力，並獲得成就感，進一步激發有創意且有彈性的問題解決能力。

　　當藝術治療師發現某些長輩參與任何活動都有困難的時候，就需要運用個人的真誠、智慧和魅力，逐步引發長輩的參與意願。有時候，無論治療師如何運用周遭的所有資源、不放棄嘗試，有些長輩還是沒有參與的意願，這個殘酷的事實會打擊治療師的自信心[4]。然而，雖然藝術治療師必須有能力自省，但是也不要直接把問題當成是針對自己能力不足的批評。有時候，引導長輩投入創造性表達確實是非常具有挑戰。長輩不肯參與創作的原因之一，可能因為他們從來沒有接觸過創作表達，可能擔心被揭發隱私。因此，治療師需要尊重長輩的意願，並切實遵守保密性原則，避免探究他們的個人隱私，也不分析或過度詮釋他們的作品。

　　每位長輩的專長、興趣、背景和內在生活不同，老化歷程的速度和品質也都不同。無論是透過眼神、臉部表情、身體姿勢、行為和創作表達觀察長輩，藝術治療師都需要抱持開放，沒有任何特定期待，或是任何預設

1. Case, C., & Dalley, T. (2017). **藝術治療手冊**（陸雅青、周怡君、王秀絨、蔡汶芳、林純如、許純瑋譯）。心理。（原著出版於2014年）

2. Weisberg, N., & Wilder, R. (2001). *Expressive arts with elders*. Jessica Kingsley Publishers.

3. 同前註。

4. Magniant, R. (Ed.). (2004). *Art therapy with older adults: A sourcebook*. Charles C Thomas Publisher.

議題，客觀地觀察長輩的狀態。不論是長輩在心理上或生理上的轉變，我們都需要運用良好的觀察力，注意長輩的各種身心變化，並隨著這些變化調整不同的創作方式或活動設計內容。在療程中，藝術治療師必須能夠保持高度的彈性與機動性，發展不同的策略和方式，以獲得長輩最大化的投入。也就是說，藝術治療師必須對長者保有好奇心，仔細觀察與發現，而不是以既定的認知，以偏概全或是追求所謂的標準答案。

治療師必須以長輩為中心，尊重他們的能力、需求與意願，而不是以自己的需求為考量。藝術治療師要接納長輩的真實狀態，讓長輩感到安全和信任，他們才能夠自在地表達個人經驗[5]。為了和長輩有更好的視線交會，並且獲得長輩的現實視角定位，我時常在創作過程時跪下或是蹲下，與他們處在同樣的視線高度。我也會經由他們的生命視框來看待他們的個人經驗和歷史，抱持開放、傾聽與接納他們的想法和感受，找到長輩能夠連結的因素，引發長輩有共鳴的回應。如此一來，我才能夠有效的運用創作媒材，協助他們表達與溝通，促進長輩獨立的成為自己的主導者，而非依賴他人；讓他們成為主動的參與者，而不是被動的遵循指令。

「促進者」角色

藝術治療師具有「促進者」的角色，如同之前提過Kramer[6]所提出「輔助自我」和「第三隻手」的概念，在創作過程中成為長輩肢體或心靈的延展。在長輩的創作過程中，我們給予的協助不能根據自己對藝術風格的偏好，或是對某些圖像的喜好，影響或干擾長輩的表達。協助長輩的目的不只為了提升創作技巧，更是促進長輩與創作建立關係，以表達出更貼近他

們所想傳達的意念。也就是說，在長輩無法獨立完成創作的時候，藝術治療師確實可以提供創作技術的協助，但無論是促進創作的表達能力，或是解決面臨的創作困難，其目的都是要讓長輩能持續地投入，以連結個人過往的經驗，並形塑當下的感受與想法。

Kramer描述過，第三隻手也必須有促進和進行圖像對話的能力。雖然執行方式並不一定，但是我們必須思考，如何避免個案因為小錯誤而放棄創作或毀壞作品？我們可以合理預期個案的藝術創作能夠有更好的變化嗎？朝向這個方向的第一步是什麼？什麼樣的介入能夠促成這個改變？藝術治療師同時必須保持開放的態度，願意隨時迎接意外的驚喜。這些都是治療師在與個案創作出來的意象溝通。

無論是以非指導性的方式或是設定創作活動主題來與長輩互動，藝術治療師都必須尊重與信任創作歷程和作品，並作出適當地回應。藝術治療師要能依據長輩個別的狀態、歷程和作品給予回應，而不只是籠統的鼓勵說「很棒」或是「很好」。是否能描述特定行為或是對歷程做出回饋，與治療師個人對創作的敏銳度相關。

這就是為什麼藝術治療師個人的藝術涵養，對於實務工作的深度與廣度有絕對助益的原因。回臺後，我剛開始帶領老人藝術治療工作坊時，總有人表示美國老人比臺灣老人更有創意。後來我累積了比較多臺灣長輩的作品，當我做專業分享時，參與者又很好奇，是不是我帶領的團體中的長輩本來就很有創造力？不然為什麼他們的作品相對地好看和完整？要如何

---

5. Jewell, A. (Ed.). (2011). *Spirituality and personhood in Dementia*. Jessica Kingsley Publishers.

6. Kramer, E. (2000). *Art as therapy: Collected papers*. Jessica Kingsley Publishers.

鼓勵和滋養每位長者與生俱來的創作表達需求，透過適切的創作活動，以喚醒和催化這些特質並促進表達的能力呢？我認為，這與Kramer指出的藝術治療師必須同時扮演治療師、藝術家和藝術教育者三種角色相關。

藝術治療師必須擁有個人投入真實藝術創作的經驗。除了能夠照顧好自己對創作表達的需求，認識屬於個人創作的喜好、習慣和方式，更能以自身經驗去了解長輩在創作歷程中可能經歷的創作挑戰和困境，例如選擇困難或是難以控制的焦慮，以及無法有創意的尋找面對與克服挑戰的方式。透過藝術家的身分，藝術治療師得以認同自身的藝術性，運用自己所熟悉的媒材特性和創作歷程的經驗，進一步的扮演藝術教育者以及治療師的角色，促使長輩接觸和嘗試適合的媒材和創作形式，在長輩的創作歷程中提供支持，在必要時協助發展技巧以貼近經驗，因此促進、催化長輩創作的自我表達。

於此同時，我們也需要清楚的知道，藝術治療師的目標並不是教導長輩完美的藝術創作技能，而是促進他們發展創作表達的能力，讓個別經驗能透過創作的中介與外化，更明確、更清晰的表達出來，並且讓人產生共鳴。這與Winnicott[7]主張「心理治療是個案和治療師兩個人一起玩遊戲」的概念相仿。雖然自發地玩是人類自然且普遍的現象，但是，當個案沒辦法玩遊戲的時候，治療師的工作方向就是引領個案進入可以玩的情境狀態當中。前提則是治療師自己必須會玩、會創作，才能夠促進長輩投入創作的表達。

藝術治療師也必須有良好的組織性與溝通能力，以發展工作同儕間的支持與了解，及增進聯繫的共同合作。當有協同帶領者或是義工參與團體進行時，必須事先溝通好彼此扮演的角色。藝術治療師與協同帶領者必須

有事前的溝通和事後的討論，促進團體的進行，避免團體問題的發生。尤其在老人機構的工作情境較為吃重、沮喪和哀傷，藝術治療師可以提供相關人員在職訓練，或是提供情緒和壓力抒發以及心靈充電的機會，也可以扮演教育者的角色，協助他們認識老人心理及如何提供長輩適當活動。

倫理議題

　　最後，我們也不能忽略與老人工作的倫理議題。藝術治療師需要開放的正視老人個體的差異性，拋下先入為主的想法，謙遜的知道我們無法成為他人的專家。我們要讓長輩引領我們去觀看和認識他們所經驗到的世界，真實的面對變老所帶來的挑戰和影響。藝術治療師不能以自我本位思考，不能抱著想要給予他們什麼的想法，更不能為了自己的需求和想要達成的某個目標而工作。我們需要透過觀察與聆聽，了解長輩需要什麼，這才是真正以案主為中心的考量，也才能引發長輩透過創作與自己的生命經驗連結。

　　由於社會文化中隱含的老年歧視，可能讓藝術治療專業人員在選擇服務對象和工作領域時，缺少投入老人工作的意願[8]。即使治療師投入了老人工作，老年歧視的心理也可能影響治療師與老人工作的心態與價值觀。因此，正如在前面章節所提到的：藝術治療師必須檢視自己對於「老」和「老化」的信念與態度，以及自己對生老病死的觀點與感受。因為，與老

---

7. Winnicott, D. (2009)。*遊戲與現實*（朱恩伶 譯）。心靈工坊。（原著出版於1971年）

8. Spaniol, S. (1997). Guest editorial- Art therapy with older adults: Challenging myths, building competencies. *Art Therapy: Journal of the American Art Therapy Association, 14*(3), 158-160.

人工作的藝術治療師將直接接觸生命必然的起伏變化與終點，可能提早面臨生命衰弱和死亡現象的心理衝擊。

老人藝術治療的臨床實務工作需要有適當的療程記錄，記錄有諸多不同形式，有個別或團體的記錄，有制式規格和陳述的記錄，還有給予機構以及自己存留的記錄。提供給工作場域的記錄相對精簡，個人留存的記錄則會較仔細，其中最重要的是治療師對歷程發展和治療元素的反思。在稍後個別和團體藝術治療的章節中會進一步說明記錄內容的細節。各位也可以參考台灣藝術治療學會的藝術治療專業倫理準則[9]。另外，對於歷程或是作品的記錄，必須事先取得作品釋權同意書以及歷程拍照的同意，依據保密性原則以維持長輩權益。

接著，我想透過個人攝影經驗的譬喻，談一下我對藝術治療工作和藝術治療師角色的體認。

大學時期，我使用單眼相機拍照，學到了「歸零」的重要性。每一次的拍攝，都要依據底片的感光度、拍攝的對象和效果，重新調整相機的快門、光圈與設定，否則拍攝出來的效果可能模糊不清、太亮和太暗，或是缺乏細節。如果面對無法完全控制的外在環境，就要透過等待，來達到所要拍攝的影像效果。與長輩進行藝術治療時，同樣也要「歸零」。每個長輩都是不同的未知。藝術治療師面對的挑戰就是如何將對於未知的恐懼轉換成為冒險，更開放的接納在自己面前開展的多元景色。

藝術治療師需要了解自己能夠涵納的範圍與限度，就如同攝影時，只能在有限的焦距範圍內對準目標拍攝，因此攝影師必須依據拍攝對象，選用適合的廣角鏡頭或是長鏡頭。藝術治療師工作時，必須面對的時間和空間架構，包含環境、媒材和創作活動所提供的範圍，以及對於治療目標的

聚焦，就如同攝影時的光線，要適時調整光圈讓足夠的光進來，才能夠清晰的看見治療的歷程與縮影。

　　有時候，我無法很快地決定焦距、調整光圈，或是即使已經按下了快門，心裡卻還在想：「這樣可以嗎？」學會如何對焦、調光圈、按快門並不難，但要能快速地做出決定、調整、捕捉到每個瞬間的畫面，就需要反覆練習了。如同我們對於理論和知識的認識是藝術治療的基礎，但是光有知識的理解是不夠的。如何運用理論與知識？藝術治療師只有透過直接的操作體驗、實務的進行才能累積專業經驗，必要時也要尋求督導的協助與支持。

　　以前的底片、相紙和藥水很貴，所以我會很慎重地按下快門，每次拍照都能累積經驗。現在的數位和電腦化拍照變得便宜又簡單，大家容易因為輕率而疏忽了學習更高層次的技能。如何保有覺知、有意識的採取行動、多方的考量與連結、注意和因應不同的環境因素可能造成的影響，都相當的重要。藝術治療師可以透過「歸零」的練習，提升外在觀察和自我的內在覺察。如果能夠在與長輩工作的未知與變動中保有自主性，才能持續的成長。

　　最後，藝術治療師透過健康的工作界限和良好的自我照顧，讓自己的心理狀態「歸零」和恢復更是重要。在服務老人的工作中，治療師要隨時注意是否有工作倦怠或耗竭的現象。當治療師面臨工作引起的悲傷和挫敗時，可能會不斷地覺得自己被否定、自己失敗了，甚至開始懷疑自己的價值、缺乏自信和感到焦慮。長期下來，治療師容易感到疲累、缺乏動力，

---

9. 台灣藝術治療學會執業與倫理準則。https://www.arttherapy.org.tw/arttherapy/post/post/data/arttherapy/tw/ethical_rules/

甚至變得麻木無感。因此，藝術治療師必須有意識的關注自己的狀態、覺察和辨識自己的情緒、接納自己的不完美與限制、尋找適合自己的減壓方法、隨時調節和處理情緒。我們可以跳脫慣性的思考框架，尋找滋養心靈的活動，以照顧自己的心理需求，找到內在的平衡，並且透過人際連結獲得支持。

老人藝術治療的工作充滿著未知。藝術治療師必須做出有創意的因應，讓改變和困境成為創造性成長的要素。治療師與某些受到疾病影響的長輩工作時，可能面臨相對重複或單調的工作，覺得缺乏挑戰。藝術治療師除了必須有所覺知，避免透過僵化的模式來獲得控制感之外，更需要發展聚焦在當下的能力，想方設法地以各自獨一無二的創意，提供豐富的創作經驗。治療師也可以尋求督導，以獲得支持、釐清議題。治療師必須經由經驗的累積以及繼續教育的進修學習，持續發展專業能力，提升自信、調節情緒，修煉通過不同層次的抗拒和防衛，並從工作壓力中恢復過來。

在臺灣，藝術治療師們有越來越多的機會進入社區與機構，服務年長者或提供居家服務。但是目前還缺乏穩定、持續提供服務的機制，相對都是短期甚至是單次性的工作性質。社工和照服員經常被期待要包山包海的十項全能，而苦於專業的不足或資源的匱乏，讓他們的熱忱逐漸消耗殆盡，在工作中感到耗竭。因此，如果助人工作者想要將藝術運用於專業工作中，必須深入理解藝術創作歷程和媒材運用，再經由實務經驗的累積，並尋求藝術治療的專業諮詢或督導，才能更好的發揮藝術創作的療癒性。

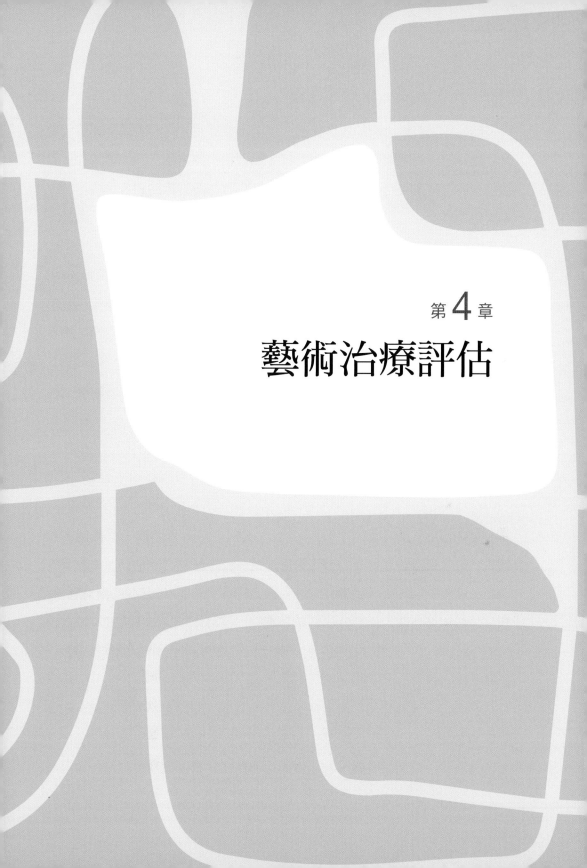

第 4 章

藝術治療評估

　　開始老人藝術治療的工作之前，藝術治療師首先需要評估外在環境因素，例如治療的時間架構（治療時程、頻率和次數）和空間架構，也要評估長輩各自背景與身心功能。由於單次性的評估通常無法完全反映出個人的整體功能，並且可能會受到長輩當時的情緒、生理、心理波動的影響，而不準確[1]。因此除了初期評估外，療程中也會持續評估。

　　治療開始前，要先蒐集長輩的基本背景資料，才能設定適切的治療目標。並依據治療進行時的持續評估，即時調整治療目標與工作模式，提供更好的支持，促進長輩投入創作歷程。尤其面對患有漸進發展疾病，像是失智症的長輩，每次療程對於進展或退化的評估都很重要。

　　以下分為生理、心理、認知、社會、以及藝術創作五個部分討論如何評估：

一、生理

　　生理層面包含年齡、性別、外觀、疾病史、感官功能、操作能力和精神狀態，還需注意彼此的相互影響。這些都是療程開始前應該先蒐集的資料。在療程進行中，也要持續評估個案的感官功能、操作能力和精神狀態，才能依據長輩的生理狀態修正和調整治療目標以及創作方式。藝術治療師Diane Waller[2]就曾注意到，對於男性長輩來說，要他們以創作為遊戲比給予工作困難。

　　1. 年齡：雖然年齡和長輩的生理狀態有關，卻沒有絕對的關聯。相同年齡的老人在生理層面上，都存在著從形象、外觀、體力、疾病、動作等等的差異。治療師需要觀察普遍性的生理機能狀態，以及他們對於自己身

體特徵和功能評價的看法。治療師也需要了解長輩生長年代的重大事件以及成長過程的經歷，並以此設定創作活動的主題。

2. 疾病史：了解長輩是否患有任何慢性或是急性的疾病，以及相關診斷和用藥，藉以評估因疾病或是用藥所帶來的影響，例如長輩的體力和精神狀態等等。如果長輩需要洗腎，治療時間的安排就必須放入考量；如果有中風或是風濕性關節炎之類的疾病，就需要考量疾病對長輩操作動作的影響，選用適合的媒材和創作形式。另外，治療師也必須了解疾病發展的病程。

3. 感官功能：治療師需要觀察長輩的各種感官功能。聽覺上，了解長輩是否有耳鳴、重聽或是聽力退化、兩耳是否有聽力落差、哪一邊聽得比較清楚，以及是否配戴助聽器等等，以評估長輩投入對話溝通以及接收訊息、指令的能力。根據長輩的聽覺能力，治療師需要考量自己說話的音量、座位的安排以及溝通的方向（哪一耳）。

視覺上，了解長輩的視力範圍、色彩辨識度、是否患有白內障或老花眼、是否配戴老花或矯正眼鏡等等，並根據長輩的視力狀況，決定媒材選用和設計創作活動。

如果長輩的嗅覺功能良好，可以考量運用不同的氣味，例如香氛精油，作為感官激發的創作形式。

觸覺上，評估長輩對皮膚與肢體接觸的敏感度和反應，注意個案是否有末梢知覺退化的現象，或是操作功能受影響，以選擇適當的媒材和創作

---

1. Hinz, L. (2018). *表達性治療連續系統：運用藝術於治療中的理論架構*（金傳珩 譯）。紅葉出版社。（原著出版於2009年）
2. Waller, D. (Ed.). (2012). *Art therapies and progressive illness: Nameless dread.* Routledge.

形式。

4. 操作能力：觀察長輩肢體活動和操作的力量、速度和範圍，以及手眼協調、大小肌肉運作和動作靈活度。注意個案的活動是否受到疾病和生理機能退化的影響，例如只有單邊能正常活動或是抓握力量減弱，以作為媒材選用和擺放、輔具運用和發展，以及創作活動設計的考量。

5. 精神狀態：觀察長輩的體力和精神狀態，是否受到長輩的疾病用藥史以及睡眠習慣和睡眠品質影響。我注意到有些長輩因為便秘或是排便後血糖驟降，精神狀態和專注力也都會受到影響。治療師可依此規劃創作活動的時間安排和流程。

二、心理

　　心理層面包含個人動機、興趣、情緒狀態、失落、壓力、自我概念，以及靈性需求。治療師必須注意到生理和心理因素相互的關聯與互動。生理影響心理的狀態包括疾病與身體退化引起的痛苦、沮喪、失去自信、無望感；心理影響生理的狀態則包括壓力引起的頭痛、高血壓、免疫力降低。治療師在療程開始前可以蒐集到簡單的資料，有時候合作單位也會提供老人憂鬱量表，依照分數來反映長輩的憂鬱狀態。治療師必須在療程中持續觀察與評估，以便更好的因應長輩心理狀態，引導和進行藝術治療。

1. 動機：了解長輩平時是否有動機和動力去經驗和嘗試不同的事物。治療師需要觀察長輩動機的強弱，是否具有主動性和自發性？是否寧可被動的接受指令？是否根本就抗拒投入任何事物？治療師也可以根據長輩的動機強弱，運用更適合的方式引發創作動機，引導長輩投入創作歷程。

2. 興趣：了解長輩從過去到現在的嗜好和興趣是什麼，如唱歌、旅遊、閱讀和園藝等，以及閒暇時喜歡參與什麼形式的活動？據此決定媒材的選用，以及創作活動主題和形式內容的相關安排。另外，我們可以了解長輩過去的職業以及工作的性質和經驗，作為思考創作媒材與形式的參考。

3. 情緒狀態：透過表情、姿態和行為，可以了解和觀察長輩平時以及在療程中的心情是否快樂、焦躁、緊張、害怕或是憂鬱等等。了解長輩是否患有任何心理疾病，像是憂鬱症、焦慮症，是否感到無助、絕望，甚至有自殺的念頭？觀察長輩情緒狀態是平穩或是波動起伏、是否容易受外在環境的刺激而變化，並評估情緒、表情和情感的表達是否一致與合適？另外，治療師也需要注意長輩情緒表達的內容與表達能力，以及情緒和心態之間的關聯，而能以適合的創作形式，協助長輩釋放、抒發和表達情緒。

4. 失落或壓力的經驗：了解長輩生活中的失落或壓力經驗，無論是因伴侶、親戚、朋友等重要他人或是寵物過世而感到哀傷和孤獨，或是因為老化而引發的失能、依賴、無助感、孤立。甚至厭惡自己，以促進長輩藉由創作表達失落或壓力的相關經驗與感受。

5. 自我概念：觀察長輩對自己的看法，也就是長輩的自我價值感和滿意程度。了解長輩過去的職業型態和成就，還有人際關係是否以及如何影響長輩的自我概念等等。長輩對自己是否有自信心，通常也會影響動機和適應力。

6. 靈性：了解長輩對於生命的態度和價值觀，以及是否有宗教信仰和寄託，以及追尋的生命意義是什麼。有時候長輩情緒低落時，只要去廟裡拜拜就能獲得心靈平靜與舒緩；有些長輩透過參與志工服務的貢獻和成就感來超越自己的限制，而能滿意的生活。

● 三、認知

　　認知層面包含定向感、教育程度、語言和表達能力、記憶力、理解力、專注力、思考和問題解決能力。合作單位有時候會事先提供長輩的簡易心智量表（Mini-Mental State Examination, MMSE）的分數，可以參考，但仍要在療程中持續評估。

　　1. 定向力：長輩是否有現實感，清楚知道所處時間的年月日和季節，是否知道自己所在地點。治療師據此決定活動進行和引導的方式，以及選擇適合的創作媒材和活動相關主題。

　　2. 教育程度：了解長輩的文化背景、教育程度和相關能力的關聯，是否識字、是否能寫字？據此選擇活動主題和形式。

　　3. 語言和表達能力：了解長輩主要使用的語言，以及口語表達能力是否有受到疾病影響。能否使用語言表達自己？是否有選擇性的緘默和表達？是否能夠清楚、有組織和符合邏輯的表達自己想法和感受？是否單向性表達？是否大多使用重複、單一的固著性詞彙？是否能夠進行雙向性的表達？能夠回應、回饋？

　　4. 專注力：了解長輩維持注意力的時間長短、專注的程度、能否在引導後重新聚焦，以及對動態或是靜態活動的專注力是否有差別。這些現象通常和長輩的體能和精神狀態有關，會影響到創作活動的時間和流程規劃，以及創作活動的內容。

　　5. 理解力：了解長輩對具象或是抽象概念的理解程度、對於單一步驟或是多重步驟的理解能力，以及理解與跟隨指令執行的能力。另外，長輩能否了解事件發生前後的關聯？治療師據此決定如何給予創作活動的說

明、指令、步驟,以及考量是否需要簡化。

6. 記憶力:了解長輩是否有記憶退化的狀況?還保存了什麼記憶?喪失的是短期記憶,還是也包含了長期記憶?長期記憶中包含身體記得怎麼做的「程序性記憶」,以及依賴文字語言或圖像表達情節的「陳述性記憶」。通常,短期記憶和陳述性記憶會隨著年齡增長而逐漸退化[3]。

7. 思考:觀察長輩思考方式和內容,是否邏輯清晰,或是重複固著、答非所問、語無倫次,甚至有幻覺或妄想。

8. 問題解決能力:觀察長輩的思考和辨識能力,也就是辨識問題、思考和應變因應方式,以及解決問題的能力。

四、社會

社會層面包含家庭關係、人際關係、社會角色以及社交能力。治療師可以事先搜集長輩的家庭關係和人際關係資料,但是主要是在團體進行的歷程中觀察。

1. 家庭關係:了解長輩家庭系統的關係,與親人、兄弟姊妹、子女的關係,以及相互依賴的程度。單身、結婚或者有伴侶?是否有喪偶、再婚的經驗?有無子女?是否獨居、重複搬家、入住機構,或是與子女一起住或住在附近?

2. 人際關係:了解長輩是否有保持聯絡的朋友或是過去的同事?是否

---

3. Cohen, G. D.(2007)。*熱齡大腦的無限潛能*(李淑珺 譯)。張老師文化。(原著出版於2005年)

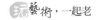

有參與社會或是宗教活動？或是社交退縮，感到孤立和寂寞？觀察長輩是否信任人。

3. 社會角色：了解長輩退休後從生產者變成依賴者，其社會角色、地位的改變，以及對經濟狀態和決策權的影響如何？調適的狀態如何？同時，觀察長輩在療程中，習慣扮演主導者或是跟隨者的角色？這個角色是否與過去工作職位和家庭關係相關、是否能勝任社會角色、是否有角色衝突。

4. 社交能力：了解長輩社交互動的方式和能力，長輩是否有因為所屬政黨、信仰而形成的認同或與人產生衝突？以此調整團體中的座位或是創作活動的分組。

五、藝術創作

如果我們不考慮藝術創作的歷程和脈絡，對於藝術創作的評估只是針對完成的作品，就會缺乏對於藝術創作的全面理解。同時，單一的作品只呈現出老人在某個時空的某個面向，一系列的作品評估與比較才能更了解長輩的特質。我的恩師和督導Katherine Williams總是強調，個案如何創作遠比創作了什麼內容，更為重要。而怎麼創作與創作了什麼，也都是評估的一部分。

以下我統整了三個關於藝術創作的評估項目：媒材的選擇與使用、創作的投入與方式，以及作品的表達元素。我參考了Hinz運用表達性治療連續系統[4]（Expressive Therapies Continuum，簡稱ETC）的評估元素：媒材偏好、媒材使用的態度、完成作品的風格或表現元素和口語溝通，以及藝術治療圖像元素量表[5]（Formal Elements Art Therapy Scale，簡稱FEATS）所包含

的評估元素：顏色塗滿程度、顏色合宜度、畫中能量、空間運用、畫面完整度、邏輯性、真實性、問題解決能力、發展程度、物體和環境的細節、線條品質、人物、旋轉和重複性，再加上我個人累積的經驗。

1. 媒材的選擇與使用

治療師可以觀察長輩如何選擇媒材。個案是一直使用相同、固定的媒材，甚至從頭到尾只使用單一的顏色，還是願意嘗試和探索不同的媒材？觀察長輩對媒材的使用量和使用方式，是緩慢或快速、力量輕或重、小心或大膽、或是隨機的使用媒材？長輩是以一樣和慣性的操作方法，或是隨著療程發展出不同動作和使用方式？創作過程中會需要維持媒材的整齊清潔，或是能夠混亂的使用？並注意長輩所選用的媒材是否適合，以及能否依據需求調整。

2. 創作的投入與方式

治療師需要觀察長輩在創作歷程的投入程度和方式。在同一次或是不同的療程中，個案的表現是否一致或是有些什麼變化？長輩能否能有彈性的嘗試、調整和改變？注意長輩是不假思索地直接投入創作，或是會先花一些時間思考再開始創作？當長輩面對困難和挫折時，態度和反應如何？是馬上放棄創作，或是會有情緒反應？還能再重新投入創作亦或是停滯不前？觀察長輩是否有意願和彈性，嘗試解決問題及發展問題解決能力？是否享受創作的動作或感官經驗，或是更在意完成的作品？

---

4. 同註1。

5. Gantt, L. M. (2001). The formal elements art therapy scale: A measurement system for global variables in art. *Art Therapy: Journal of the American Art Therapy Association, 18*(1), 50-55.

3. 作品的表現元素

　　治療師可以從造型、主題、色彩、空間運用等等元素，觀察長輩的發展程度。但我們不只是評估最後的創作成品，還要觀察創作過程中的變化，例如失智長輩繪製的作品往往從可以辨別的圖像演變到後來的難以辨識。注意線條的品質和力道，是清楚或斷斷續續的？注意色彩運用的適切性，以及色彩與情感的關聯。另外，著色是飽滿或是鬆散，以及留白。除了反映出個人的喜好、習慣以外，也可能與精神、能量狀態相關。注意形狀和結構的造型，是否過度強調或是扭曲、忽略部分細節？觀察作品是否偏向運用全部的創作空間或是局部的空間？畫面是有計劃的描繪，或是隨意散置，甚至是隨機的發展？我們也要觀察疾病對作品表現元素的影響，例如阿茲海默症長輩可能缺乏整合圖像的能力[6]，也可能比例失常、有不完整的形狀、簡化缺乏細節、重複的固著性、以及空間的使用較少[7]。最後，要注意創作的內容是偏向寫實或想像。

　　藝術治療師如何運用自己的創意，來發展適合長輩特定需求的評估方法呢？美國藝術治療師Judith Wald[8]針對中風病人設計的繪畫測驗，是透過仿畫一個幾何圖形來評估腦部的損傷、空間認知能力、依隨指令的能力以及專注力。畫一個時鐘來評估認知的概念和忽略的部分。畫一幅自畫像可以用來評估自我的身體概念、狀態和意象，以及情緒和精神狀態等等。她指出，療程之間的作品，可以比對出精神狀態進退程度的差異。

　　已故精神科醫師Carmello Tabone和其夫人Linda Grantt[9]發展的摘蘋果測驗（The Person Picking an Apple from a Tree, 簡稱PPAT），是要求個案畫出從樹上摘一顆蘋果的人，再使用稍早提到的藝術治療圖像元素量表FEASTS進行評估。在2004年美國藝術治療年會中，他們發表了PPAT對於衡量老人失

智症認知退化程度的效益。不過臺灣在地的老人，多數沒有見過蘋果樹，也沒有摘蘋果的經驗，因此並不適用。當時，Tabone也發表使用模擬幾何圖形的構成，以及九塊人型拼圖來評估失智症。他發現失智症老人模擬幾何圖形時有困難，而阿茲海默症的長輩傾向於直接描繪在提供的幾何圖形上，同時，失智症老人通常無法正確完成人型拼圖，會將肢體左右顛倒的擺放。

以下分享我個人的經驗。1999年，為了因應中、重度失智長輩的描繪困難、焦慮以及缺乏信心的情形，我選用圓形標籤貼紙在8開圖畫紙做貼畫，讓他們自由選擇想要貼的色彩以及圓點的大小。在他們的創作過程中，我觀察到除了反映出個人好惡之外，色彩選擇也呈現出他們視力和色彩辨識度的差異。他們所選擇的圓點大小，以及如何將貼紙撕起來和貼上的動作，反映出他們的手部操作功能和手眼協調能力的不同。同時，我還能觀察到他們的認知功能。之後的工作中，我發現健康的長輩（圖1）也可以運用這種創作形式，進一步將這個創作活動區分成三個階段的藝術評估方式。

第一階段：使用4開或8開圖畫紙，以及10mm、15mm和30mm 3種規格的圓形標籤貼紙，每種大小規格都有紅、黃、藍、綠4種顏色。操作的指令包括讓長輩隨機的貼上圓點，或是請長輩使用手上每一張貼紙或是每一種

6. 同註1。

7. Wald, J. (1986). Fusion of symbols, confusion of boundaries: Percept contamination in the art work of Alzheimer patient. *Art Therapy: Journal of the American Art Therapy Association, 3*, 74-80.

8. Wald, J. (2008). 年長者臨床藝術治療。載於C. A. MacIchiodi（主編）*藝術治療心理專業者實務手冊*（頁321-336）（陸雅青、周怡君、林純如、張梅地、呂煦宗等 譯）。學富文化。（原著出版於2003年）

9. 同註5。

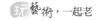

顏色各貼幾個圓點。

在這個階段，我可以評估長輩輸入和輸出的理解能力與操作能力、操作動作的靈活度或精準度，以及操作過程的專注力和精神狀態。我會注意長輩能否依隨指令操作、是否只使用某種顏色的貼紙、會不會忘記指令重複使用單張貼紙，或是超過要求的數量一直貼下去。貼的圓點數量，也可以評估長輩投入創作的能量。

另外，我也可以藉此評估長輩對「隨機貼圓點」的反應，他們可能呈現出小心謹慎或自由奔放的人格特質，以及是否能跳脫慣性。治療師也需要注意長輩對紙張的空間運用，圓點是否只貼在特定位置、只以特定規則排列或是能夠在紙張中移動、圓點是以分開或是緊連在一起的方式貼上。我們也可以同時評估長輩的挫折容忍度或是面對錯誤的方式。有些長輩會將貼錯的圓點撕起來，此時，圓點會變皺、變形或是圖畫紙被一併撕起來，治療師要注意長輩是如何因應這些後果。

第二階段：請長輩選用相同顏色的彩色筆或粉蠟筆，將畫面中同色的圓點以一樣顏色的色筆畫線相連。這個部分可以用來評估長輩的認知、理

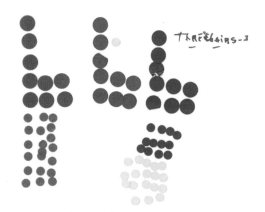

圖1：89 歲奶奶貼出 3 張椅子。

解能力和記憶力。同時，還可以注意長輩的視力和色彩辨識能力。有些長輩因為看不清楚，會忽略全部或部分的黃點，有些長輩則會混淆藍色和綠色的點，而將它們連在一起，也有些長輩會忘記指令，重複使用單一顏色的筆來連完所有的色點（圖2）。甚至，有長輩會用彩色筆畫出不同顏色的圓點（圖3）、連線後將中間填滿色彩（圖4），以及直接連成特定的圖像（圖5）等等。

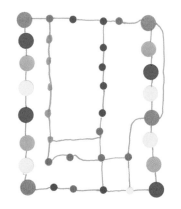

圖2：81歲奶奶只以綠筆連線，但有變化。

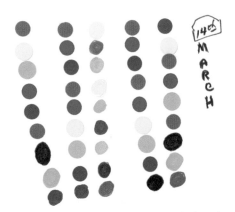

圖3：85歲奶奶沒有連線，而是畫出圓點。

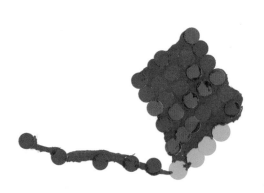

圖4：76歲奶奶只使用紅筆連線並塗色。

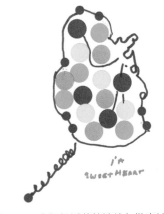

圖5：87歲奶奶以藍筆連線勾勒出她親愛的貓。

這個階段也可以用來評估長輩能夠專注操作的時間長度、連線的方式和線條的品質。有些長輩會避免線條相交而繞著畫線，有些長輩則會將各種不同連線的方式都描繪出來。我們還可以注意長輩握筆的方式與畫線的操作控制能力（圖6）。同時，我們也能夠評估長輩的認知功能，是否能由點連點，形成線，甚至面的概念，以及覺察遺漏或錯誤的能力。

第三階段：請長輩再選擇一張黑色或是白色的4開或8開紙張，除了先前使用的4色和3種規格的圓形標籤貼紙之外，有時候，我會再提供其他色彩、各式尺寸的圓點讓他們自由創作。一開始，我只提供黑色的紙，但後來注意到，有些長輩對於黑色很敏感或是很厭惡，因而引發強烈的情緒感受，所以修改成讓他們各自選擇紙張的顏色。

在這個階段，我們可以評估長輩對自由創作的開放性反應。是否能自發的貼出特定圖像（圖7），或是呈現出某種規則和秩序的排列（圖8）、延續前一階段繼續以隨機的方式貼（圖9），或是因為不知道該怎麼辦而遲遲無法動手。我們也可以評估長輩是否願意嘗試不同的經驗，是否能夠跳

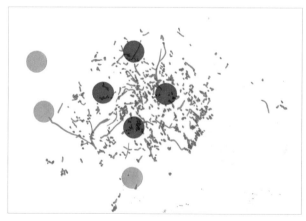

圖 6：84 歲爺爺有畫出線條的困難。

脫舊有模式，嘗試新的可能，例如透過交疊或是重疊圓點以呈現出更多的變化。同時，我們在這個階段也可以評估長輩的概念化、組織、表達能力和想像力，是否能透過圓點的排列組合，進一步形成畫面，貼出想要的圖像、想法和感受（圖10）。

以上三個階段，循序漸進地由點到線，再到面的逐步發展。長輩是否能理解色彩、形狀或外觀圖像，以及如何組織這些基本元素，都反映出長

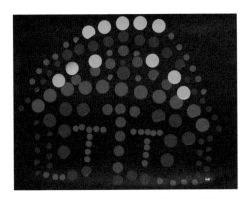

圖 7：85 歲爺爺使用彩色貼紙貼出一棟房子。

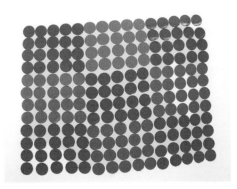

圖 8：82 歲奶奶貼的很整齊。

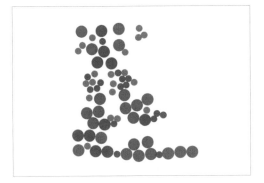

圖 9：78 歲爺爺延續先前隨機的貼法。

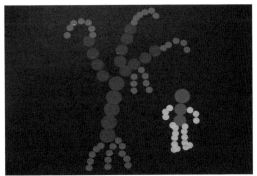

圖 10：78 歲奶奶貼出「小樹朋友」。

輩各自特定的經驗以及能量狀態。同時，我們也可以藉此評估長輩面對挑戰和挫折的能力、方式，以及問題解決能力。

　　實際施行時可以有彈性的調整。不論是依據進行時間長短、長輩認知或操作的功能，決定底紙的大小、貼紙的張數、指令的多寡，或是調整圓形標籤貼紙，把最小規格的10mm調整為12mm等等，都要符合個案操作功能可行的範圍內。治療師需要注意當底紙從4開調整成8開時，圓形標籤貼紙的尺寸是否會影響創作，例如30mm的貼紙只能貼出很簡單的形狀。治療師也可以分次進行評估，先施行第一和第二階段，下一次療程再進行第三階段。或者將第三階段變成延續性的創作活動，例如使用各式規格和各種顏色的圓形貼紙，邀請長輩以圓點設計成圓盤的創作。

　　在藝術治療實務工作中，對於治療目標的設定和治療形式的安排，評估都相當重要，其中不可或缺的是藝術治療師的觀察能力，以及對於長輩身心發展的認知。治療師收集長輩生理、心理、認知和社會功能資料的時候，需要有賴於機構同仁事先彙整相關資料。治療師也能夠運用藝術創作歷程中對於長輩創作方式和作品的觀察，進一步的評估長輩生理、心理、認知和社會功能的現況與轉變。然而，評估不是詮釋病理的符號，作品更不是病理的表徵，就像是兒童描繪四腳的動物時，畫了很多隻腳，有時候是認知功能尚未發展到記得明確的數量，有時候則是反映對此動物跑得很快的印象。我們要保持開放地去理解藝術基本元素的表達方式，與其反映的個人經驗，才能理解長輩獨特的身心狀態。

第 5 章

老年創意發展和藝術表達

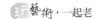

　　創意表達沒有年齡限制。我們很容易在小孩和藝術家身上看見豐富的創造力，卻常常忽略了老人身上的創意潛能。創意可以展現在生活當中的任何層面，藝術表達只是其中之一。雖然大多數的職業都有就業年限，年紀大了就要退休，但藝術家們往往終其一生都持續地創作，直到高齡也不停歇。

老年藝術創作的價值

　　法國印象派藝術家莫內[1]（1840-1926），在1908年發現患有白內障，之後左眼視力喪失、右眼色彩異常，即使受到疾病影響，他仍然持續投入在藝術創作當中。由於創意的表達需要開放的心態和問題解決能力，加上過去經驗累積的各種能力，才能表達個人獨特的概念，因此，藝術創作對於受到健康限制的長輩尤其重要[2]。因為藝術創作可以促進老人以更開放的心態和更有彈性的問題解決能力表達自己的感受。經由藝術創作獲得的這些能力，可以進一步延伸到他們的生活中，提升適應力，以面對老化帶來的生理、心理和社會的變化，進而增進他們的生活品質和幸福感。

　　創意終身不打烊，特別在長壽的藝術家身上展露無遺。我們從藝術家的生平可以看到老年仍然旺盛的創造力。美國完形心理學家兼美學家Rudolf Arnheim[3]以幾位高齡藝術家晚期的作品，探討晚期藝術的風格，並注意到創造力和長壽的關聯。Cohen[4]更從歷史中找到許多老年創意展現的例子，列舉多位文學家或藝術在晚年才完成了一生的鉅作，例如米開朗基羅在72歲被任命為羅馬聖彼得大教堂的建築師，直到88歲去世前，才完成了穹頂設計和圓頂底座的建造。

　　美國心理學家Howard Gardner[5]研究創造力與大腦使用的關聯，以及腦部損傷後的藝術性調適。他以大小寫的C區分出大和小的創造力。「大的創造力」是文化創造力，像是科學家的偉大發明和藝術家的精湛成就；「小的創造力」則是個人創造力，展現在日常活動中的技能或新穎的問題解決能力。之後，學者James Kaufman和Ronald Beghetto[6]再擴充成創造力的4C模式，除了大的創造力和小的創造力之外，更增加了專家級的「專業創造力」（pro creativity），以及透過學習、體驗或閱讀而轉化觀點和詮釋的「迷你創造力」（mini creativity）。在長輩身上，我們經常看到的是小的創造力和迷你創造力，有時候，也可以發現專業創造力。

　　Cohen[7]認為，每個人有不同的方式去表達創意。創造力可以實用，也可以是非實用性的審美，重點在於「**製造出新的事物**」。他提出隨著年齡增長的三種創造力：開啟創造力、延續或改變創造力，以及失落所激發的創造力。以下運用藝術家的經驗說明這三種創造力。

　　在大器晚成的素人藝術家身上，我們可以發現「開創創造力」。他們卸下人生的責任，退休後開始拿起畫筆畫畫，或是使用自己過去工作所熟

1. Tracie, W. (2007). *Eye diseases changed great painters' vision of their work later in their lives.* https://news.stanford.edu/news/2007/april11/med-optart-041107.html

2. Flood, M., & Phillips, K. (2007). Creativity in older adults: A plethora of possibilities. *Issues in Mental Health Nursing, 28*(4), 389-411. https://doi.org/10.1080/0161284070125295

3. Arnheim, R. (1986). *New essays on the psychology of art*. University of California Press.

4. Cohen, G. (2000). *The creative age*. Harper Collins.

5. Gardner, H. (1993). *Creating minds*. Basic Books.

6. Kaufman, J. C., & Beghetto, R. A. (2009). Beyond big and little: The four c model of creativity. *Review of General Psychology, 13*(1), 1-12.

7. Cohen, G. D.（2007）。**熟年大腦的無限潛能**（李淑珺 譯）。張老師文化。頁177。（原著出版於2005年）

8. 彩虹眷村。https://www.1949rainbow.com.tw

悉的工具創作，進行焊接或雕刻。他們投入自己感興趣的創作當中，找到了創作的趣味。例如臺中彩虹眷村 （圖1）的彩虹爺爺黃永阜，84歲時見自家牆壁有裂縫，為了排遣無聊，以油漆來修補並加以彩繪，逐漸地改造老房子以及社區的景觀，成為當地出名的藝術特色，進而保存了部分原本要拆除的眷村。

「延續或改變創造力」通常會改以與過去不同的全新創作方式呈現。例如著名的水墨畫家張大千（1899-1983）在60歲時因為眼睛受傷，之後又患了白內障，視力越來越弱，不能繪製精細的作品，因而發展出備受推崇的潑墨潑彩技法。他自己曾說：「目疾日益朦朧，不復能細筆矣，此破墨略抒胸臆而已。」[9]並在生命的最後一年，創作了生平最大幅的作品。法

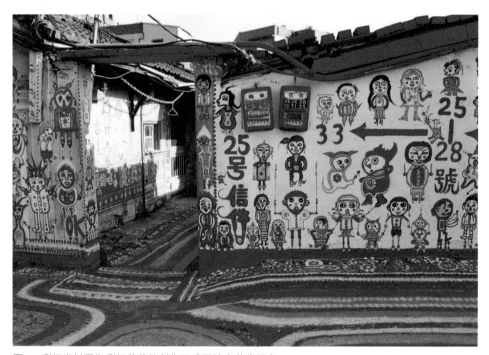

圖1：彩虹眷村因為彩虹爺爺的創作而成了地方藝術特色。

國印象派藝術家雷諾瓦[10]（1841-1919）50歲患有類風濕性關節炎，限制了他的靈活度和活動範圍。有評論家指出他晚期作品中短促而快速的筆觸，可能與手部變形和手指關節的僵硬有關。雷諾瓦晚年仍忍受著疼痛繼續創作，他表示：「痛苦會過去，美麗將留存。」

　　同樣受到嚴重關節炎所苦的美國藝術家摩西奶奶Anna Mary Robertson Moses[11]（1860-1961）則不得不放棄本來精熟的刺繡。她在丈夫過世後，為了保持忙碌，77歲時拿起畫筆描繪家鄉景觀，捕捉農村生活的純樸風情。她的作品蘊藏著感染力，成為家喻戶曉的素人藝術家。

　　野獸派創始藝術家馬諦斯[12]（1869-1954）的生平，更反映出延續或改變創造力的表現。他19歲得了闌尾炎，康復之後放棄了原本法律文書的工作，開始藝術創作的生涯。1941年，他因為嚴重的腸癌而做了手術，之後因為健康狀態不佳，不得不時常臥床休息。他無法保持站立，開始坐在輪椅上，如他自己描述的「以剪刀繪畫」。這個方式是他早期作法的延伸。他之前曾經使用剪紙，作為設計藍圖，以此調整畫面構圖和色彩對比。不良於行後，他採用剪紙的方式製作拼貼，透過多次裁剪色紙和組合色塊創作，以對抗他的行動不便。馬諦斯稱這段使用剪貼的創作生涯為第二段人生，讓他找到了新的創作活力，不讓疾病限制他非凡的創意（圖2）。

　　「失落所激發的創造力」則指藝術家發現了過去不知道或忽略了的技能。例如：美國的雷頓奶奶Elizabeth Layton[13]（1909-1993），在兒子過世

9. 張大千潑墨畫法背後的秘密。https://ppfocus.com/0/cu782370b.html

10. Rishel, J. J. (1995). *Philadelphia Museum of Art: Handbook of the collection*. Philadelphia Museum of Art, 206.

11. https://americanart.si.edu/artist/grandma-moses-5826

12. https://www.nga.gov/collection/artist-info.1706.html

後，68歲時開始學畫。她看著鏡子，使用輪廓盲線畫[14]的技巧描繪自己。她認為藝術的療癒力量讓她得以從重度憂鬱症中痊癒。她在餘生持續地創作，並為女權、死刑、飢餓、遊民、愛滋病、老化等等議題發聲，成為社會議題的倡議者。另一位日本的木村奶奶[15]，在丈夫過世後，生活失去重心。為了消磨時間，90歲才開始將舊報紙或蒐集的廣告紙撕成小色塊，使用鑷子和膠水拼貼。一開始，她需要家人協助，之後逐漸自己描繪草圖，細膩地展現自己生活周遭的景物，呈現出耐人回味的豐富色彩層次。

創造力對老年有什麼價值呢？Cohen[16] 從四個部分說明：1. 因為創造力具有引人入勝和可以持續的特質，可以增強晚年的士氣；2. 隨著年齡增長，創造性表達可以促進幸福感，創造力能增進身體健康；3. 創造力豐富了人際關係，強化了同齡或是與下一代的連結；4. 長輩成為文化的傳承者，創造力是最偉大的遺產。

當長輩在藝術的創意表達中逐漸得心應手，甚至開始忘我的創作，就會進入米哈里‧契克森米哈伊[17] 提出的「心流」狀態。長輩因而得以接受

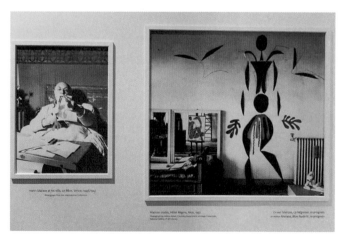

圖 2：馬諦斯臥坐剪紙與工作室一隅，攝於美國國家畫廊。

挑戰和發展新技能，不僅能獲得掌控感，也能減少焦慮、提升自尊心。我們可以說，老年的創意發展可以促進身心健康。長輩透過創作的經驗和練習，可以鍛鍊創作的生理和心理肌肉。

老年藝術表達的特質

關於老年藝術表達的研究並不多。美國著名藝術教育家Victor Lowenfeld[18]對於繪畫心智發展的研究，主要是關注在兒童的發展。他將其分為五個階段：從兒童的「塗鴉期」、「前樣式化期」、「樣式化期」、「黨群期」到青春期的「擬似寫實期」。Lowenfeld曾說，大部分的人如果沒有進一步接受藝術訓練，繪畫表達大概就會停留在9-12歲黨群期的階段。這是為什麼長輩常會笑說：「我畫得和小孩一樣。」研究阿茲海默症的長輩作品時，藝術治療師發現，他們的藝術表達，呈現出和前面提到的五個階段倒過來的反向發展[19]。

13. http://www.elizabethlayton.com/

14. 輪廓盲線畫（blind contour drawing）是藝術教育家Kimon Nicolaides獨創的素描訓練模式，在美國40到50年代盛行的一種方式，透過眼睛觀察物象，但眼睛不看紙且筆不離紙的盲線畫，是一種手、眼、感覺和觸覺的整合訓練。

15. 郭思妤（2020）。*90歲才開始的創作人生！日本奶奶撕紙畫作，拼貼出樸實的親切手感*。https://www.shoppingdesign.com.tw/post/view/5008

16. Cohen, G. D. (2000). *The creative age*. HaperCollins Publishers.

17. Csikszentmihalyi, M. (2009)。*創造力*（杜明誠 譯）。時報文化。（原著出版於1996年）

18. Lowenfeld, V., & Brittain, W. L. (1987). *Creative and mental growth*. Macmillian.
   中文可以參考：陸雅青（2016）。*藝術治療──繪畫詮釋：從美術進入孩子的心靈世界*。心理。

19. Hinz, L. (2018)。*表達性治療連續系統：運用藝術於治療中的理論架構*（金傳珩 譯）。紅葉出版社。（原著出版於2009年）

Arnheim[20]描述晚期的藝術風格，認為這種特定的風格是一種心態的表達。老人的作品中時常出現這種風格，但不必然發生。首先，老人對於世界和自然的興趣，不再是與之互動，而是一種超然沉思的自我反觀，具有超越的世界觀。再來是透過協調平等的關係，而不著重層級、階層的結構。最後是在深思後維持一體的世界觀。所以，相似性比差異性更重要，對邏輯和因果關係也缺乏興趣。這種心態和之前Tornstam提到的「超越老化」一致：從唯物和理性的角度，變成宇宙和超越的觀點，追求精神和靈性的提升。

Arnheim指出，這樣的心態反映在晚期的藝術作品上，可以看見整體結構與質地均勻平整、畫面中的組成要素有各自的特徵和位置，以及畫中成分要素融合成一體的同化作用。另外，作品會以一種比較鬆散的連結形式和散亂的次序，形成一種似乎每個組成要素都一樣的錯覺。Arnheim認為，這是人類思想成熟時的最終狀態。他舉莫內晚年的睡蓮作品為例，主題逐漸被越來越明顯的油彩質地和紋理所取代，讓藝術內容從具體的自然景觀，變成藝術家多方位視野整合的一體性。

我也想談一下我喜愛的美國藝術家歐姬芙[21]（1887-1986）。她早期以寫實結合抽象的方式描繪風景、花朵和城市，中晚期後描繪新墨西哥州的地景、岩石、白骨和泥磚屋。她75歲時罹患黃斑部病變而視力退化，之後逐漸改以雙手捏陶。在1960年代之後，她的晚期繪畫作品有許多描繪天空雲彩的畫面，例如1962年完成，美國國家畫廊收藏的〈平坦白雲的天空〉（Sky with flat white clouds），或是1965年完成，美國芝加哥藝術學院美術館收藏的〈雲層上的天空〉（Sky above clouds IV）。在她這些晚期的作品中，我們可以看見正如Arnheim描述的景象：超越固有的世界，在似乎存在

和不存在的邊界上，呈現出藝術家內在世界的精神性與一體性。

荷蘭藝術家林布蘭（1606-1669）一生畫了大量的自畫像。他描繪了隨著時間變化、不同年齡的心路歷程，最後真實呈現出老年的面容。Georg Simmel[22] 探討林布蘭透過自畫像探索內在自我的過程，指出林布蘭成熟的生命經驗呈現出老年藝術表達的統一，藝術家的整體生命融入在他的藝術當中。而這個統一，和Arnheim說的一體性是異曲同工。

老年的藝術表達，也可能受到罹患疾病的影響。不論疾病進程的速度如何，作品都能夠清楚記錄藝術家的變化。疾病有時候會全面性地影響長輩各種表達，但是藝術表達反而較不受影響，依舊能夠進行，因此可以記錄逐漸退化的身心狀態。1989年，美國抽象表現藝術家William de Kooning（1904-1997）85歲的時候，得知自己罹患阿茲海默症，仍然持續創作，在助手協助調色下完成作品。他這段期間的作品越來越簡化，也使用更多的原色，顯現隨著病程的演進的退化特徵。他在1991年完成最後一幅畫，畫面上只剩下一些隨機的、像是塗鴉的顏色。

另一位藝術家William Utermohelen[23]（1933-2007）同樣罹患阿茲海默症。他在61歲的時候，出現社交退縮、遺忘和認知衰退的行為，妻子Patricia Utermohelen懷疑他可能罹患阿茲海默症，隔年確診。他自發且持續地透過觀看鏡子畫自畫像，試圖以自畫像的形式，了解自己在這個令人困惑的疾病中的改變，並視覺化的記錄他在病程中所經驗的種種不確定的轉

20. 同註3。
21. Hogrefe, J. (1997)。*美國女畫家歐姬芙*（毛羽 譯）。方智。（原著出版於1992年）
22. Scott, A., & Staubmann, H. (Eds.). (2005). *Georg Simmel: Rembrandt: An essay in the philosophy of art.* Routledge.
23. http://www.williamutermohlen.org/index.php/homepage

變。隨著病程的發展，作品呈現出從明確到不確定的線條、從完整到遺漏的細節、從分明到模糊的輪廓，以及從具體到扭曲的形象。我們可以在他的作品中見證他的恐懼、焦慮、憤怒、孤寂、自我形象的瓦解等等情緒。他對於五官的細節和比例，以及空間和平衡的掌控，都逐漸地消失了。

藝術表達像是一面鏡子，映照出自我外在和內在狀態的關聯，促進我們從嶄新的視角觀察，獲得新的觀點，因而增進認知功能。只要看見了，並面對它，就有調整和改變的機會。雖然藝術創作不能治癒阿茲海默症，但是可以提供失智的長輩一個自我表達的管道，促進復原力以減緩病程的進展，進而維持生活品質。

我服務過的多數長輩，過去都沒有創作的經驗，或是已經數十年沒有使用過創作媒材。他們投入藝術創作如同學習新的技能，能夠促進他們大腦神經元的連結。創作歷程中，常會出現許多意外，如同生活中他們經歷的變動。每一次的創作就是在練習面對和接納的變動，藉由練習而逐漸精熟則可以提升控制感，因此，創造力得以促進成長與復原力。

對藝術治療師來說，治療工作的核心，是思考如何喚醒長輩未經開發的創意潛能。美國心理學家Mel Rhodes[24]提出創造力4P的論點，由人（person）、歷程（process）、成品（product）以及環境（press），並藉此4P檢視互動的關係。這個概念剛好可以用來探討在藝術治療情境中所涉及的創作者、創作過程、創作作品以及創作環境。首先，認識和了解服務的長輩特別重要。第一章說明了個案和治療師的治療同盟關係、第二章探討老人族群的發展、第三章描述服務老人的藝術治療師的角色，以及第四章說明如何評估和觀察老人。

再來，就是這一章提到的，思考如何透過藝術創作催化長輩的表達，

包含考量適合環境所應該具備的條件，以及環境所形成的壓力對於創作的影響。稍後在第六到九章探討治療的時間、空間、媒材以及創作活動架構，就是為了營造一個具備安全感和支持性的治療環境，促進長輩投入治療歷程並產出作品。

因此，藝術治療師需要整體考量人、歷程、成品和環境彼此間的相互關聯。第一章和第四章都描述了創作歷程和作品的觀察，稍後在第六章會探討治療歷程的起始與流程。作品和歷程一體兩面，都涵容了個人的經驗與感受，作品具體的外化能促進看見、反思和改變，因此，治療師也不能忽略長輩對於作品的觀感。

創造力是正向心理發展的催化劑，創意老化對於老年的身心健康及心靈成長影響頗鉅。在日常和現實裡，我們可以在限定的時空當中，透過玩藝術賦予長輩個人成長和改變的能量，創造出屬於自己的故事。創作當下產生的連結，也能給予生命目的和意義，進而提升生活品質。

第 6 章

藝術治療的時間架構

雖然藝術治療沒有固定的工作樣貌，卻還是需要保持在特定的時間和空間所界定的範圍內，讓創作者自由表達[1]。治療框架形成的界限能夠為個案提供安全感，促進雙方信任關係的建立，讓個案覺得可以信賴治療環境，進而可以自在地創作。雖然治療框架會限制創作的範圍，但不至於侷限創作的內容[2]。透過搭起治療情境的鷹架，藝術治療師能更好地為個案維持治療性環境。

Winnicott[3] 主張，只有當人們在時間和空間中自由地玩、自在地遊戲時，才會有創造力。療程的整體架構是建立在外在現實之上，同時在經由創作所浮現的過渡性和想像的空間當中，形成與日常生活有所區隔的開放經驗，拓展原本受到限制的慣性思維和主觀經驗，帶來和以往不同的意義和改變。

藝術治療的架構是一個支持性的結構，形成治療時互動的環境，包含：時間、空間、創作媒材和創作活動四個面向。它提供一個思考和實踐的框架，以支持個案投入治療的歷程。這些面向之間彼此環環相扣，並非單獨的存在。這一點非常重要。

完全沒有設限的自由會引發焦慮，過多的限制或選擇則會扼殺創作表達的自主性。我常以游泳池作為適當框架的隱喻。在大海中游泳雖然不受限制，非常自由，卻伴隨著許多無法預知也不受控制的因素，具有潛在的危險。在游泳池裡游泳，我們可以依據年齡、身高、經驗和能力，選擇適合和安全的水道與深度。即使是在固定的水道或範圍內，我們仍然可以自由地游泳，不會限定速度或是規定只能游特定的蛙式、蝶式或自由式。

因此，在藝術治療的實務工作中，整個療程都必須考量這些面向間相互的關聯，思考如何在不同的時間與空間界限裡，營造安全的治療環境，

讓個案得以開展創造力，並且透過媒材和創作活動的中介，讓長者的內在意象和經驗得以顯現。為了達到這個效果，藝術治療師必須了解每個藝術治療架構面向的內涵，以及它們所扮演的角色與功能，才能靈活的結合不同元素和媒介展開工作，達到賦能和成長的可能。

藝術治療的核心概念是讓個案能「自發與自主的玩藝術」。我們必須整合藝術治療的四個面向，建構出適當的治療環境與因素，才可能讓個案「自發與自主的玩藝術」。這四個面向彼此之間一定會有交集和關聯，我們不能只從單一的面向思考。藝術治療架構強調的是如何適切的選擇以及調整每一個面向。

以下針對老人族群的特性，進一步說明這四個面向中各自所包含的元素、需要注意的部分，以及彼此之間的關聯性，協助讀者了解在藝術治療的實務中為何以及如何形成工作的架構概念。本章針對藝術治療的時間架構加以說明。

在治療關係中，一開始必須安排一個固定的時間[4]。時間要有清楚的界限，可以透過時鐘、日曆、月曆，明確地看見開始與結束的時間以及治療的次數。其中包含的元素有：固定的時間、治療時間的長短/頻率/時段/期程、每次療程的時間流程配置，以及治療歷程的不同階段，像是初期、中

---

1. Rubin, J. A. (1984). *The art of art therapy*. Brunner/Mazel Publishers.
   Judith Rubin指出「自由（表達）的框架」（framework for freedom）包含充足的、組織的和可預測的空間與時間，以及治療師的信任、感興趣、接受和支持的態度。

2. Knill, P., Fox, H., & Knill, M. F.（2016）。**靈魂的吟遊詩人：感知互動表達性治療入門**（劉宏信、魯宓、陳乃賢、馬珂 譯）。心靈工坊。（原著出版於2004年）

3. Winnicott, D. (2009).**遊戲與現實**（朱恩伶 譯）。心靈工坊。（原著出版於1971年）

4. Case, C., & Dalley, T. (2017).**藝術治療手冊**（陸雅青、周怡君、王秀絨、蔡汶芳、林純如、許純瑋 譯）。心理。（原著出版於2014年）

期、後期等等。

 一、時段的安排與配置

　　在安排一個固定的時間和時段之前，需要先考量長者的狀況與需求，例如：注意力、精神狀態和體能的限制，同時，避免受體能、醫療、復健或其他活動的影響。因此必須事先了解長輩生活的作息、日程與習慣。例如：就寢、起床時間、是否有午睡習慣，以及長輩就醫或回診的時間安排等等。

　　若是長輩住在機構裡或是參與機構活動，則要考慮機構表定的洗澡、用餐或課程活動時間，甚至交通或工作人員輪班等等安排，注意治療時段的前後是否有會造成影響的活動，才能更適切的選擇長輩精神狀態適宜的空檔。同時，也要考慮將特定時段與空間場域中的干擾能降到最低，例如，治療時間如果安排在午餐前，且治療空間鄰近廚房，可能會因為清洗、炒菜、油炸等聲響，或是人員的進進出出，而造成聽覺、嗅覺和視覺的干擾。

　　通常，早上時段最好，午睡過後的下午時段次之。為了避免用餐和休息後精神不佳，有些機構會安排在療程前，先有10分鐘到半小時不等的簡易體操，幫長輩恢復精神，才將團體交給藝術治療師。

　　不同創作活動的時間流程會有些微的調整，但幾乎都是由寒暄或暖身活動開始，接著進入主要的創作活動。創作完成後，再藉由整理創作環境和媒材，以及在創作後的反思討論和分享，將長輩由創作情境帶回當下。

　　每次進行療程的一致性，也就是運用同樣的流程，會讓個案對治療產

生熟悉感，因此促進治療關係中至為重要的信任感，形成長輩對療程起始和結束的預期性，並協助長輩進入、過渡和離開療程，重新回到日常生活當中。

 ## 二、療程的開始與結束

相對於其他面向，時間面向的起始以及一定的期限都更為明確與可以預測，是最容易維持的治療界線。在治療歷程中，時間的提醒相當重要。在療程期間，如果必須調整某些因素或是暫停療程，都必須事先或即時告知長輩。

特別是在團體當中，如果臨時有狀況耽誤而無法準時開始，必須及早讓團體成員知道，而不是讓他們枯等。或是可以讓長輩協助為接下來的活動做準備，像是幫忙分類或整理媒材。重點是不要讓他們覺得自己在浪費時間，或是覺得治療師缺乏時間觀念。

長輩通常有良好的時間觀念，會重視自己準時，也會期望治療師守時，期待療程準時開始。面對團體中有成員遲到時，不論是因為下雨影響交通，或是其他因素（例如有幾次萬安防空演習就讓部分團體成員晚到），都必須以在場的長輩為主要考量，讓他們知道活動會晚一點開始。

為了能準時的開始與結束療程，藝術治療師需要花點時間，事先為療程做好完善的準備。包括事前協調機構為長輩安排交通或是提醒當天有療程；自己提早抵達，準備好空間佈置和媒材的擺設；治療開始前，提醒長輩先去如廁，以減少中途離開而打斷創作歷程或是團體進行。

藝術治療師要了解，每位長輩投入創作與實際創作的時間需求不同，

這是時間面向的變數，意味著療程並非總能按照計畫進行。必要時，要依據長輩創作的速度和進度，縮短或是延長創作時間，並因此增加或減少分享時間。

通常，團體中長輩們投入創作的速度快慢不同，有些人一開始就上手，有些則是要思考很久才開始動手，加上創作速度也不同，進度往往變得很不一樣。當他們和別人不同步的時候，有些人會感到緊張不安，甚至會覺得自己格格不入，有些人則是太過投入，而沒有意識到時間的流逝，時間到了都還無法結束創作。藝術治療師要注意節奏的掌控，切記不能瞬間切換。

好的節奏掌控可以避免急迫地終止，以免長輩措手不及，不得不停止創作。方法包括：在藝術創作接近尾聲時預告還有多久時間；透過漸進式倒數計時，提醒還剩下幾分鐘。這樣做可以提供長輩緩衝的時間，讓手邊的創作順利告一段落，然後透過清理創作空間和整理媒材將長輩帶回現實，並留下足夠的分享討論時間，讓長輩能夠反思創作歷程與自己的關係。這些步驟都是為療程的結束做好準備以及劃下句點。

對於整個療程的終點，結案的預告更是不能忽略。一般至少會從結束的前一個月開始倒數或提醒，除了會透過創作的形式來促進長輩面對即將來臨的離別，選擇適合的創作活動主題，更會運用作品的回顧，協助長輩看見時間的痕跡，以及自己在療程中的發展。

以前我帶領瑞智學堂的團體時，空間牆上掛有大幅日曆，讓輕度失智的長輩們知道今天是哪一年的幾月幾號與星期幾，負責的社工們也製作和張貼療程的時間表。透過每次的劃記，讓長輩能夠一目瞭然地看見療程已經進行了多少次、還剩下多少次。這對時間的定向與結束的準備非常有幫

助，更能協助長輩和團體道別。

 ## 三、療程的頻率與次數

不論是單次或連續性的療程，在有限的時程中，治療次數的多寡以及治療時間的長短會影響治療目標的設定。單次性或是6次以下療程屬於相對短期工作，通常會有特定方向和單一的目標，12次以上的療程，才更有機會體驗從開始轉換到工作期，再到結束的歷程。

連續性的治療頻率通常是每週進行一次。穩定和不間斷的治療期程，能促進規律性與安全感。有時候，療程會以每週兩次的頻率更密集的進行，通常能更快速地建立治療同盟的關係，並增進更有深度的治療內涵與工作成效。

每次療程的時間長短，從一小時、一個半小時到兩小時都有。要讓療程能流暢的進行，我們不能忽略老化造成長輩神經反應速度變慢，以及老年生活相對緩慢的步調。藝術治療師需要很有耐心，給予長輩足夠的時間處理訊息、做出回應。考量長輩需要較長的時間醞釀、發想和創作，每次90分鐘的治療時間會較合適，能讓長輩有充裕的時間投入藝術創作的歷程，以及連結個人經驗的分享與討論。

雖然120分鐘能夠提供更多時間創作與分享[5]，但有些長輩的體力與專注力無法持續那麼長的時間。如果治療時間只有60分鐘，治療師將面臨時間長度受限而難以調動的問題，此時選用的創作媒材和創作活動就不能過

5. Patridge, E. (2019). *Art therapy with older adults: Connected and empowered.* Jessica Kingsley Publishers.

於複雜，才不會遇到時間不夠用的窘境。

　　儘管療程中創作歷程佔了大部分時間，但藝術創作往往能更快碰觸到與個人相關以及對個人而言重要的議題，因而加速治療的推衍。

　　療程期間如果發生中斷和暫停的情況，不論是因為國定假日、個人假期、生病就醫或住院等因素，都會對治療造成影響。在療程再次開始時，不要假設長輩還記得上次創作經驗，而必須注意如何更好地串連與接續治療的進行，避免進行全新而不熟悉的創作，以協助長輩重新回歸、喚起回憶、參與療程。

四、時間的實務考量

　　療程的進行會隨著線性的時間軸推衍而成。一般而言，團體工作都會依據治療歷程的進展，循序漸進地設定每個階段的不同治療目標，設計適合的創作活動和選擇適當的媒材來搭配。時間的適切性在於使活動設計能夠符合不同階段的目標。其中有兩個關鍵，一個是時機是否成熟，另一個則是時間是否足夠。有些目標適合安排在療程開始的時機，有些適合安排在療程結束的時機。無論是短期或長期的藝術治療，都要注意有多少時間，可以做多少事情，設定適合的目標，才能據此設計活動及選擇媒材。

　　在治療的初期，為了協助長輩與藝術創作及治療師建立關係，要設定適合單次性完成的創作活動。治療中期通常是主要工作期，隨著療程開展，可以探索特定議題，開始做多次連貫、延續性的創作活動。而治療後期則會結合回顧統整的創作活動，並協助長輩準備好面對治療關係的結束與道別。

　　治療的時間軸可以聚焦在長輩過去與現在的經驗，或是對未來的想望。治療目標的設定和創作活動的設計都與此相關，可以選擇運用過往的記憶或療程當時的體驗，來促進經驗的統整或轉變。

　　有趣的是，創作作品能同時涵容過去、現在與未來，例如創作主題「最喜歡去的地方」，作品就可能呈現出過去喜歡的、現在喜歡的，有時還包括未來嚮往的地方；再或者，個案透過記憶或聯想，把焦點放在某個特定時期，讓藝術創作充滿無限可能。創作歷程也可以使用倒敘、順敘或前後跳躍的方式來表達經驗。例如一位基隆長大、患有輕度失智症的奶奶，在自由創作時畫出大海與船，分享時卻跳躍到小時候與姊姊抓蝦子的經驗，而畫面上並沒有蝦子。

　　無論如何，我們要理解，療程與藝術創作其實都是發生在每一次的此時、此刻與此地，是由眼前每個「當下」的片刻所不斷累積而成的現在經驗。因此，要注意長輩和治療師是否能完全處於當下，或是會遊走和逃離。

　　實務工作的時間考量，和長輩的年齡、發展階段、身處時代以及個人經驗有關，像是他們所經歷過的歷史事件，或是生命中重要的節日、紀念日，或是重要他人的忌日、生日等，都可能會引發強烈的情緒與失落感受（圖1）。例如，

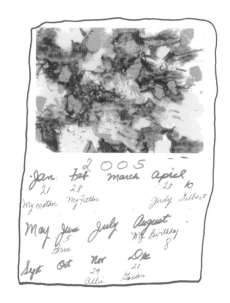

圖1：83 歲奶奶使用熨斗熱壓融化烘焙紙內的蠟筆，製作生命中重要他人的生日年曆。

101

農曆新年就時常引發居住在機構長輩的哀傷。

　　治療師還要注意長輩是否患有身體、情緒上的疾病，以及與季節、氣候變化間的關係。例如患有失智症的長輩可能會有黃昏症候群；患有風濕症或關節炎的長輩則可能因為氣候轉變而感到不適；罹患憂鬱症的長輩可能隨著季節更迭而情緒起伏波動，特別是在冬季開始延續的低潮與無望感；甚至是季節性的流行性感冒，都會影響長輩的參與意願和創作可能。

　　藝術治療師必須依據治療進行時不同的時間和季節，對創作媒材和創作活動可能產生的影響做出調整。例如冬季時油性黏土會變硬，相比夏季時需要更多時間揉土、軟化，治療師可以減少每塊油土的分量和大小，讓長輩搓揉的操作不至於太困難。治療師也可以運用應景的節慶和節日做為創作主題，來促進長輩連結與表達舊有經驗，抒發相關的情緒感受。

　　當藝術治療的療程能維持在定時、定期且定點的治療框架中進行，時間面向就更能提供一致性、規律性與特定性，讓長輩能在療程時間的起點和終點之間持續而穩定的參與，也讓他們的創造力能延續開展。

第 7 章

藝術治療的空間架構

在治療的關係中，如果療程有固定的時間和地點，就能夠形成空間的一致性與可預測性，並營造涵容與安全的氛圍。藝術治療室經過精心的規劃與適當的陳設，成為一個創作表達的空間，在此建立和維持藝術治療師、個案以及藝術創作三者之間所產生的互動與關係。其中包含的元素不只是治療使用的實體空間，也包含治療關係所創造的個人內在心理空間、人際空間，以及由圖像創作和創作歷程所創造出來的潛在空間[1]。

治療空間（圖1）同時包含了有形且明確的界線，以及無形並模糊的界線。治療和創作必須有安全和可信賴的環境。無論是在生理、心理或社會層面上，治療師與個案雙方都需要感到舒適與信任。生理、心理或社會三者的空間層面雖然各自獨立，卻息息相關，相互影響，不能完全分割。對藝術治療師來說，空間面向的主要考量就是如何讓創作空間能夠提供保護、涵容，成為實踐創造力和想像力的環境，以及滋養靈魂的地方。

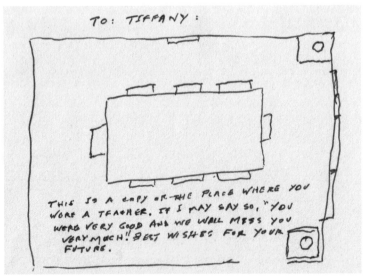

圖1：87歲爺爺使用彩色筆描繪治療的空間，作為送給治療師的紀念與祝福。

一、空間的生理層面考量

生理層面中的實體空間相對客觀，但生理層面也包含身體在空間裡面的感覺。理想的治療環境需要是無障礙空間，加上進入治療室的外部交通、通道和走廊必須暢通，才可能增進長輩參與的可及性（accessibility），減少因生理和空間的限制對長輩參與藝術治療的阻礙。例如坐輪椅的長輩，除了電梯、無障礙空間之外，或許還要排復康巴士，才能順利抵達治療室所在的機構。

讓長輩感到舒適和放鬆的空間，必須有良好的通風、舒適的溫度、穩定和足夠的光源，以及足夠的隔音。如果治療室的周圍有窗戶，還必須考量自然光與通風可能造成的影響，是否會有陽光直射或斜射的問題。如果有空調，溫度設定時不能疏忽多數長輩畏寒怕冷的體質。

空間裡的溫度有時候也會影響長輩的時間定向感。夏天室內開了冷氣，長輩可能需要穿著冬衣保暖，而冬季天寒，室內開了暖氣，所以他們可能穿著夏天的衣物。如果長輩住在沒有戶外活動空間的機構，很容易產生季節混淆的感覺。

空間中要有面積大小、高度適中且穩固的創作平面，以及適切的桌面顏色，讓創作環境顯得舒適安全。例如桌面的平穩與否，會直接影響畫紙或作品是否能夠安全承載長輩創作時的力量、情緒與內容。而創作平面是否足夠寬大，也會影響紙張或創作作品的尺寸、操作動作的大小，以及媒材能否能夠放在隨手可及之處。當然，舒適的座椅、桌椅位置擺放合宜、

1. Case, C., & Dalley, T. (2017)。**藝術治療手冊**（陸雅青、周怡君、王秀絨、蔡汶芳、林純如、許純瑋譯）。心理。（原著出版於2014年）

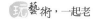

長輩座位與座位之間的適當距離，以及方便洗滌畫具的設施，也都是需要仔細安排的重要元素。

另外，治療空間的格局、佈局和陳設，包含媒材擺放、陳列和收藏所需要的空間、取得媒材的動線和考量，以及作品晾曬和儲藏的空間，事先都要有完善的規劃。例如長輩肢體活動如果有限制，治療師就需要考量媒材和紙張擺放的位置，是否在他的活動範圍之內。

二、空間的心理層面考量

心理層面上，空間是否能夠讓人感到安全、信任，是較為主觀的元素。治療師必須尊重長輩，考量到維護隱私、不批評和不比較的個人心理空間需求。這也與生理空間有關，封閉性的空間能增進安全感。確認空間規劃與安排，維持環境擺設的一致性，也能促進心理的穩定性。

除此之外，要減少人員進出，避免緊鄰和鄰近空間其他活動的騷動、聲響、噪音或氣味的干擾，甚至驚嚇。還要注意空間的擺設或佈置是否造成視覺上的干擾，例如頻繁地更換擺設，會使長輩每次進來都感到陌生。同時要避免雜亂的陳列或環境，以免造成長輩注意力轉移或分心。

治療空間本身就是一個容器。在治療場域當中，藝術創作提供了一個讓內在與外在世界相遇，並受到包容的過渡性空間，就像是個人創作的聖殿[2]。個案創作出來的立體作品或彩繪的紙張，是另一個容器[3]，實際承載創作歷程中所浮現的想法與感受，以及尚未釐清、一度混沌不明的內容。而治療師與個案的關係和互動，則提供一個讓個案去思考創作意義的心理容器。

創作使用的紙張大小，與涵容的空間和範圍有關。紙張大一些，創

作所包含的內容與感受就多一些，但是紙張過大反而可能引起焦慮。紙張的材質、厚度或磅數，則與涵容的承載能力相關。有時候我們需要提醒機構，準備媒材時採購適當磅數與材質的紙張，不能太薄，避免創作時紙張容易破損，無法承載個案較為強烈的情緒。

創作的空間需要能夠包容創作表達時所造成的暫時性混亂，允許個案在嘗試中可以製造凌亂和髒亂，只要事後能夠清理恢復就好了。創作空間需要體現出「從混亂中產生秩序」[4]的可能，因此，治療師需要選擇容易清潔、擦拭和維持的創作桌面或是表面。如果有需要，也可以在桌面舖放報紙、塑膠墊、遮雨帆布和塑膠套等等，讓個案在創作表達的時候，不需要受限於當下環境整潔的維護，也不至於時時擔心環境變得髒亂。同時，這種作法也讓創作後的環境清潔與整理更容易。

但是，當藝術治療師和患有失智症的長輩工作時，創作空間就要避免太過混亂而造成混淆和干擾。有時候，透過適當的媒材與創作活動的結合，創作歷程也能提供一個寧靜、穩定的內在心理空間。

三、空間的社會層面考量

社會層面則是主觀和客觀交會的人際空間，首先是立基在心理層面上，也就是治療師與個案之間治療同盟關係的建立。如果是團體工作，則

---

2. Malchiodi, C. A.（2003）。**靈魂的調色盤：讓內在的藝術家活躍起來**（陳麗芳 譯）。生命潛能。（原著出版於2002年）

3. Abraham, R. (2005). *When words have lost their meaning: Alzheimer's patients communicate through art*. Praeger.

4. 同註1。

必須促進團體成員形成信任關係，包括成員與治療師之間、成員與成員彼此之間，以及成員對團體本身的信任。

如果環境安排過於擁擠或是過於空曠，都不利於形成生理、心理和社會性的安全感。個人所需要操作和活動的生理空間、感到舒適自在的心理空間與距離，與人際互動的社會空間密不可分，如果空間距離太近，創作發展可能彼此干擾與限制，或是感到有壓迫感。若是離的太遠則可能產生區隔，阻礙了社交互動。

不論是個別或團體工作，在治療環境中都會有社交互動。但是，治療環境中的社交互動與一般的人際關係不同，而是具有時空範圍和專業關係的特定性。無論治療目標或創作內涵是聚焦在治療室之外的過去生活經驗（包含更廣泛的系統關係），或是聚焦在治療室之內，發生在治療師與個案或團體成員之間的互動經驗，治療師都必須考量治療進行的空間概念[5]。同時，治療師也要理解，專業時空中的社交互動與一般的人際關係其實無法截然分割。

治療師必須思考如何維持友善的治療空間並降低威脅性，也必須考量到，個案置身在治療場域當中不同層級的系統空間，所產生直接或間接的影響。治療室外緊鄰的公共空間和建築環境，或是機構所在的地點位置，都可能影響治療狀態。例如前面談到的，鄰近廚房的治療空間可能受到聲響和氣味的干擾，或者附近學校的廣播、鐘聲所造成的噪音干擾等等。另外，前往治療地點的交通便利性或是接送停車的安全性，以及空間的動線和視線的影響也都不可忽略。

當治療師提供外展服務時，必須注意所使用場域或者機構的特定文化對長輩以及療程的影響，例如宗教信仰或是機構組織推崇的價值。假如長

輩珍惜物資的使用，加上認同場域中的惜福觀念，可能就不能接受使用全新的紙張，也會擔心自己會浪費媒材。

在強調正向思考的機構文化中，長輩可能不願意深入探索負向的情緒，例如生氣，他們可能只是回應「笑一笑就好」或是「要轉念」，要求自己寬恕或原諒別人。甚至可能受到環境制約，不願意表達自己的想法。例如請他們創作最喜歡吃的食物，就曾有居住在機構的長輩表示：「我喜歡吃什麼不重要，廚房的廚師煮了什麼，就只能吃那個。」

四、空間的實務考量

無論是在機構內，或是運用社區多元和開放的空間，我們要如何營造出適合的創作空間呢？首先，為了維持空間的一致性和增進長輩的安全感，一定要避免多種活動在相同的空間裡同時進行。你能想像，創作時有另一個團體在「one more, two more」所造成的影響嗎？

當獨立和密閉空間不可得時，我們可以選擇干擾相對地比較少的時段，減少人員進出的影響。治療師要先和機構溝通，避免療程受到干擾。

相反的，如果空間過於空曠，我們可以使用屏風、櫥櫃或隔板等來加以區隔，並營造視線焦點，使用角落，讓視覺聚集在干擾最少的地方，以增進長輩的安全感、隱私保護以及參與的專注與投入。

其次，如果使用共用的多用途複合式空間，治療師就必須考慮如何做出空間區隔，避免其他不相關的器材或擺設造成混淆。如果長輩對該空

---

5. Edwards, D. (2004). *The handbook of art therapy*. Sage.

間有特定經驗和情感連結，治療師更需特別注意。例如使用餐廳作為治療空間，以餐桌作為創作平面時，長輩可能產生直接的聯想，以為媒材是食物，而有誤食的可能。我們可以在療程開始前提早抵達，重新擺設，將空間調整成適合的模樣，療程結束後再將場地復原。

一般而言，固定的治療空間相對容易維持，不太有什麼變動，我們只要注意空間內擺設的一致性。如果空間擺設遭到其他使用者變動，就要即時調整回來。我所帶領的藝術治療團體曾經面臨變換空間的狀況。有時因為機構活動或是遇到國定假期而調整治療時間，有時因為機構樓層消毒而突然封鎖，無法使用相同的空間。在這種情況下，不論是改到已經去過的多用途空間或另一個陌生的場域，都必須協助長輩轉換到新的空間。通常，療程進行的一致性，可以協助長輩緩解空間改變的不確定性和焦慮。

如果治療師使用自己的工作室，比較容易維持空間陳設。如果使用共用空間，維持空間陳設相對地就更富挑戰了。機構的人員往往喜歡將長輩的作品張貼或是展示在治療室或是緊鄰的空間當中。因此，治療空間的牆面就會不時更動。

治療場域是否適合張貼作品呢？首先，我們需要考量保密性原則。如果是團體家屋或日照中心，參與創作的長輩可能已經共同生活在這個空間裡了，相對而言，較無隱私的顧慮。共用空間則不同，更需要考慮長輩是否願意曝光。考慮作品內容公開展示的適切性時，也要考慮作品張貼後的安全保存性。另外，張貼作品的目的是什麼？對於長輩是否有益處？如何選擇作品？長輩是否有意願？是否能參與選擇？也必須一併考慮（圖2）。

治療師進行外展的居家服務時，會進入長輩熟悉的空間。置身其中，治療師需要考量他們家庭成員間的親近度和距離，以及家庭的作息時間。

由於藝術治療師可能暴露於混亂、跨系統的複雜場域中[6]，如何在長輩家裡現有的空間中找到相對安靜、獨立、隱密和干擾最小的地點，以及適合的創作平面都相當重要。當然，我們也不能忽視居家和周圍環境對治療師的人身安全的影響。

　居家服務時，治療師無法使用機構中的櫃子、桌子或是有層架的收納推車，以陳列創作媒材，治療師需要考量如何攜帶和擺放所需媒材。有時候，治療師也可以運用居家的現成物品連結經驗或創作。

　當運用戶外場域作為治療空間時，自然景觀與生態元素都成為治療媒介的一部分，可以就地取材，促進感官的覺察和體驗，結合空間中的元素

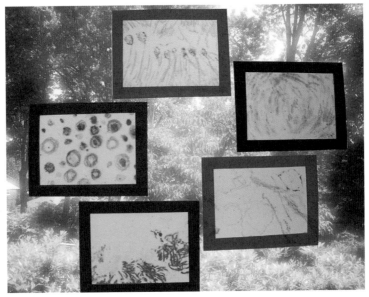

圖2：患有輕、中度失智症的4位奶奶和1位爺爺使用蠟筆創作「春天」，創作後選擇襯框，主動要求張貼在居住環境中。

6. Sezaki, S., & Bloomgarden, J. (2000). Home-based art therapy for older adults. *Art Therapy: Journal of the American Art Therapy Association, 17*(4), 283-290.

和材料來發展創作活動[7]。例如彩繪風景、排列石頭、拓印枯葉或是拼貼花朵等等。當然治療師也需要注意開放環境存在的各種干擾，以及天候和季節變異可能產生的影響。治療師需要尋找相對隱蔽的角落或有樹蔭的庭院，讓長輩能夠舒適的創作。

通常，提供治療服務的空間都不同。治療師要注意不一樣的空間與長輩之間的關係，以及相關的考量。在療程中，藝術治療師會觀察長輩使用空間的方式，無論是所在的實體空間，或是創作空間，以及兩者之間的關聯。個案是否能夠自由地移動或走動，或是侷限在一個角落？和其他人互動的人我界線又如何？

我在美國的團體家屋服務時，長輩除了個人房間的空間佈置（圖3），也會參與公共空間的擺設安排。因此，團體的創作活動也會支持長輩對生活美學的需求。有些創作活動則是因應他們期待和要求而發展出來，例如與節慶相關的擺飾創作（圖4）、擺放於餐桌中央的裝飾品（center piece）製作（圖5）、佈告欄的裝飾，以及居家空間佈置的作品等。

長輩和空間環境的關係，雖然不會直接地形塑作品，但會對創作的歷程和表達形成支持性或限制性的影響。因此，當治療場域的空間中有所不足時，治療師可以透過預先準備或事前調整來改善。例如當治療空間沒有水槽，不方便洗滌，治療師可以事先以大水桶儲水備用，或是準備濕紙巾和抹布，方便清潔和清理，不會打斷創作與治療的歷程。當長輩乘坐輪椅，因高度落差而無法使用桌面創作，使用輪椅桌板又有空間過小時，可以將4開大小的畫板放在輪椅桌板上，改善創作環境。

有些空間的限制可以透過與機構溝通而獲得改善。在宜蘭的一個養護機構，我發現桌面細長且不夠寬，創作作品尺寸會嚴重受限，且該機構長

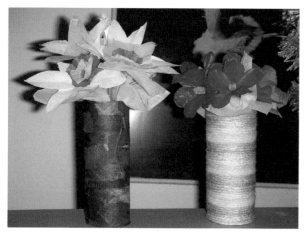

圖3：88歲的奶奶使用彩色薄棉紙、
毛線和衛生紙捲製作的插花擺飾，
放在房間的電視上面。

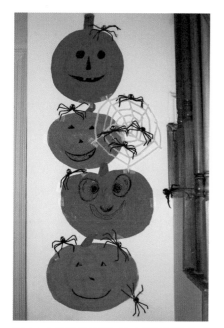

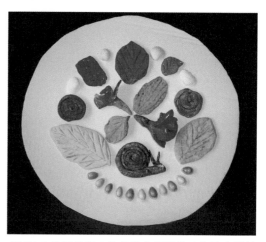

圖5：3位奶奶和2位爺爺使用紙黏土與複合媒材
共同製作的餐桌裝飾。

圖4：4位奶奶使用壓克力顏料彩繪和毛
根創作的萬聖節居家佈置。

7. 同註1。

113

輩多數視力嚴重退化，圖畫紙放在白色桌面上，將使他們難以辨識紙張邊界，對手繪造成影響。再則桌子高度不足，乘坐輪椅的長輩們無法使用桌面。我和機構負責人溝通並討論改善方式。他用心地製作了深咖啡色的桌板套，罩在原本的白桌上。桌子高度的提升了，輪椅能夠自由推動進出，桌子的寬度也增加了，創作空間更為充足。另一位新北市的長照機構負責人，也採納直接以噴漆改變白色桌面為深色的建議。深灰色桌面和白色紙張，長輩能更容易且清楚地看見紙張的邊界，不會產生畫到別人紙張上的問題。

　　營造出適切的治療空間可以降低長輩參與療程和投入創作的限制。維持這個時空框架的特定性、連續性和穩定性，則能增加長輩的安全感並建立關係，促進個人多元經驗的連結，在涵容的範圍內自由地創作表達。

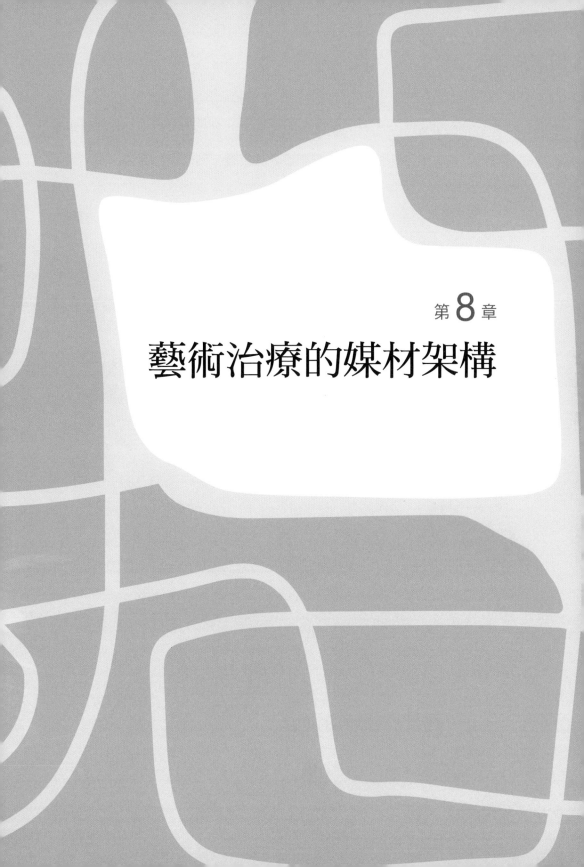

第 **8** 章

藝術治療的媒材架構

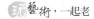

在治療關係中，媒材的選擇會受到個人的喜好與習慣、創作空間的實際大小、時間長短，以及經費多寡等等的影響。同時，也需要一併考量長輩的操作能力，創作的形式、步驟，以及媒材本身所具備的關係與心理特質[1]。創作時使用單一或者複合媒材，以及搭配使用的工具，也會影響創作的操作方法和形式，而與創作活動息息相關。

如果缺少足夠的時間、空間和歷程，光是媒材和工具也無法成就創作活動。Rubin[2]認為，最自然和有機的媒材使用方式，是透過個案自己的嘗試和探索。因為藝術治療本來就是一個自我探索和發現的過程。

介紹不熟悉的創作媒材時，可以帶著長輩一起嘗試媒材的使用方式。治療師可以透過口語說明與動作示範，協助長輩認識與了解稍後操作產生的可能性，但不是直接帶著他們跟隨指示做特定的樣品。例如：使用彩色黏土創作時，治療師可以引領長輩碰觸不熟悉的材料，再透過示範和指令引導長輩拍、壓、揉土，再搓成圓形、長條狀等等不同的操作方法，或是協助長輩連結過去揉麵團、製作湯圓、饅頭和蔥油餅等等的經驗動作，讓長輩對彩色黏土的使用逐漸產生控制感，進一步自主選擇合適的創作方式。

Rubin更指出，藝術治療師傾向選用簡單的媒材，一方面是因為療程的時間有限，一方面也是讓不同年齡層的個案都能夠直接使用，或是只需要給予一點點的引導就可以上手。運用非結構性的簡單媒材，可以讓個案更容易透過創作投射和表達經驗。

一、媒材的種類與選擇

基本的媒材種類包括：

1. 用硬筆描繪的粉蠟筆、彩色筆、蠟筆和粉彩等。通常不會選用彩色鉛筆，因為對長輩而言，彩色鉛筆的筆畫線條太細，呈現的顏色也太輕淡，較不容易看清楚。

2. 用軟筆彩繪的水彩、墨水、廣告顏料和壓克力顏料等。

3. 立體捏塑的紙黏土、陶土、彩色黏土和輕質土等。

4. 複合使用的手工藝類裝飾性材料或非傳統性回收素材，例如珠珠、毛線、毛根、布料、鋁箔紙、鋁線或鐵線等等（圖1）。

5. 各式不同大小材質的紙張、畫筆、調色盤、筆洗、剪刀和黏著劑等等工具。

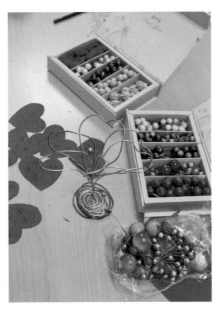

圖1：運用手工藝材料創作祝福的禮物。

1. Moon, C. H. (Ed.). (2010). *Materials and media in art therapy: Critical understanding of diverse artistic vocabularies.* Routledge.

2. Rubin, J. A. (1984). *The art of art therapy.* Brunner/Mazel publishers.

創作媒材的選擇，以及使用的數量和方法，都是長輩表達的方式（圖2）。因此，提供機會讓個案自己選擇媒材，是形成治療關係的一個重要面向[3]。當藝術治療師選用特定的媒材，需要評估與深度同理長輩面對創作的心理感受、生理狀態，以及他們不同的認知與操作能力，同時要基於對藝術媒材特性和潛能的了解，選擇符合主題的媒介，來達成治療目標。

為了促進長輩的創作表達，治療師需要注意創作媒材的安全性、操作性、品質與數量。說明如下：

1. 安全性

選用媒材時的首要考量就是安全性，治療師必須讓長輩在參與療程期間的健康與安全無虞。選用媒材不能有毒性的成分[4]，必要時可選擇食用性材料替代[5]，例如混合麵粉和食用色素來取代彩色黏土，以減少因為接觸或誤食媒材所產生的風險。在通風良好處進行創作，可以減輕某些媒材的強

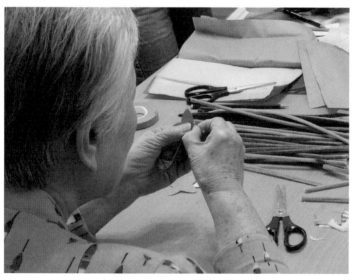

圖 2：78 歲奶奶自主選擇需要使用的媒材色彩與數量。

烈氣味可能造成身體不適。

　　如果需要操作有安全疑慮的媒材或工具，無論是可能產生危險或尖銳的工具，例如熱熔膠、雕刻刀和美工刀等，事先都必須考量長輩的視力和操作功能。另外，治療師需要管理媒材和工具，只有在長輩需要使用時才擺放相關工具。治療師需要在創作過程中提供必要的協助，關注和監控使用的過程，並於使用後清點數量，以避免遺失和誤用所引發的風險。

2.操作性

　　容易操作的媒材，能提升長輩的控制感，降低長輩因為過度困難、繁瑣和複雜的步驟所引發的混淆或挫敗經驗。操作性良好的媒材能促進長輩的創作表達，獲得控制感和成就感，進而增強免疫力[6]。因此，媒材擺放的位置，也需要考慮長輩是否能夠輕易的取得和使用。

　　注意材料品質對於操作或使用的影響，例如製作拼貼使用的白膠、保麗龍膠等黏膠，可能因為放置過久或瓶蓋未鎖緊，導致乾涸而使用困難，或是因瓶身的材質影響擠壓黏著劑的施力。遇到長輩擠出黏膠有困難時，可以先將黏膠取出裝在容器裡，搭配挖取工具使用，或是乾脆改用口紅膠。

　　如果長輩使用一般口紅膠時，無法確定那些部分已經塗過膠，那些部分還沒有塗膠，可以改用變色的口紅膠，讓長輩能夠更清楚的辨識與操

3. Case, C., & Dalley, T. (2017)。**藝術治療手冊**（陸雅青、周怡君、王秀絨、蔡汶芳、林純如、許純瑋 譯）。心理。（原著出版於2014年）

4. Queen-Daugherty, H. (2002). From the heart into art: Person-centered art therapy. In A. Innes & K. Hatfield (Eds.), *Healing arts therapies and person-centered dementia care* (pp. 19-48). Jessica Kingsley Publishers.

5. Wald, J. (1983). Alzheimer's disease and the role of art therapy in its treatment. *American Journal of Art Therapy, 22*(2), 165-175.

6. Cohen, G. D. （2007）。**熱齡大腦的無限潛能**（李淑珺 譯）。張老師文化。（原著出版於2005年）

作。如果拼貼製作的目標重點不在於塗膠的動作，治療師可以改用完稿噴膠，減緩長輩貼錯時無法改變的焦慮感，並減少圖像排列組合過程中操作的複雜度。

注意紙張尺寸大小對掌控感的影響。如果紙張過大，可能使長輩產生焦慮，但是也不要因為長輩可能描繪的圖像較小，或者因為肢體障礙而活動範圍較小，就提供過小的紙張。當長輩面臨肢體操作的障礙時，可以選用適當的工具（圖3），或是透過改良媒材或改用其他方式，提升使用媒材的操作性。例如長輩有抓握困難時，可以選擇筆桿比較粗的畫筆，或是在筆桿外面用圓柱海棉套加粗，讓抓握變得容易（圖4）。或是改用輕質土，讓長輩能夠更不費力的創作。如果長輩的手會顫抖，可以在他的手上纏繞固定小沙包，讓額外的重量穩定他的操作性。或是改用水彩等等流質的媒材創作，讓顫抖而無法連在一起的線條，可以透過水份結合在一起，使得長輩的生理限制不那麼明顯。

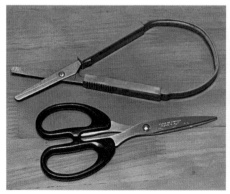

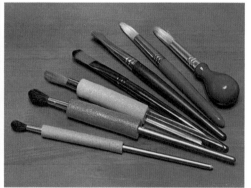

圖3：對於手指關節大或施力困難的長輩，上方的剪刀比下面的剪刀更容易操作。

圖4：提供給抓握困難的長輩較粗的筆桿，或是使用圓柱海棉加粗。

3. 品質

　　品質良好的媒材可以提升創作作品的品質，進而增進創作者的自尊與自重[7]。作品的品質能促進長輩參與創作的意願，提升藝術家的身分認同[8]。例如提供印刷清晰的拼貼圖片，避免模糊、反光的拼貼圖片，讓長輩可以容易辨識與使用。選用適當磅數的紙張，讓長輩彩繪時不易產生紙張皺摺或破損的現象。而媒材使用所搭配的工具像是手的延伸，例如良好品質的畫筆，可以提供不同的筆觸變化和上色方式[9]。

　　治療和美感的進步，與媒材和工具的品質密不可分[10]。如果經費預算有限，可以先購買能夠重複使用的基本媒材，再逐漸添購單次性或特殊性的耗材，以維持媒材的品質。治療師可以收集能使用的回收物，並透過巧思，促進長輩運用有限的資源，發展變通的問題解決能力，帶來成就感與掌控感的情感經驗。

　　媒材的品質是否良好，不僅僅是價格高低的問題，也與維持媒材狀態的方式有關。治療師需要注意維持媒材的清潔、消毒和整理。例如將紙張攤平存放而不是捲起來堆放，就不會有皺紋和摺痕。對於容易沾染、混合其他顏色的媒材，像是粉彩和粉蠟筆，創作後要清理和擦拭附著在上面的其他顏色。

7. Schaverien , J. (1992). *The revealing image: Analytical art psychotherapy in theory and practice.* Routledge.

8. Wald, J. (2008)。年長者臨床藝術治療。載於C. A. MacIchiodi（主編）**藝術治療心理專業者實務手冊**（頁321-336）（陸雅青、周怡君、林純如、張梅地、呂煦宗等 譯）。學富文化。（原著出版於2003年）

9. Abraham, R. (2005). *When words have lost their meaning: Alzheimer's patients communicate through art.* Praeger.

10. Kramer, E. (1975). The problem of quality in art. In E. Ulman & P. Dachinger (Eds.), *Art therapy in theory*

4.數量

提供媒材時，要注意數量是否恰當、種類能否滿足基本需求，這些都是媒材準備的基本條件。充足的媒材讓個案較不容易感到匱乏[11]，也比較不會擔心浪費媒材。媒材和工具數量的充足與多樣性，也可以讓個案得以進行更豐富的表達，並減少非必要的操作時間。當媒材數量不足時，可能強化長輩匱乏的感受，以及低落的自我價值，個案甚至可能認為藝術治療師給的不夠，而產生負面情緒。

適當的創作媒材數量與種類，可以提供長輩選擇性，並促進自主性，但要慎防過猶不及。治療師需要注意，種類過多可能讓長輩眼花撩亂或分心，尤其要避免給予過多選擇，使得長輩混淆或是難以決定。同時，也不能忽略當資源過於豐富而選項過多時，對創造力可能產生負面的影響。

提供創作媒材的方式，可以按照創作步驟依序提供，也可以一次性地將所有可供選擇的媒材全部擺放出來給長輩使用。治療師可以透過微量、漸進的運用媒材，減緩長輩對於外在刺激的排斥[12]。要注意，有些長輩已經習慣處於無須選擇或是別無選擇的生活方式，突然給他們開放的選擇，會讓他們感到陌生、焦慮和不知所措。我們可以先提供小範圍的選擇，再隨著他們的需求，增加媒材的選項和數量。

二、媒材的特質與關係潛能

在使用和創作的過程中，媒材會引發觸覺、聽覺、視覺，甚至動覺等不同感官的經驗，因此無論是色彩的強度、下筆的力度，或是描繪和操作的速度，都會影響長輩的身心感受。

媒材的涵容潛能，例如紙張大小或作品的尺寸，會形成有限度和特定距離的涵容，可能影響或促進長輩情感表達的深度與強度。因此，治療師在尋找和選擇長輩能夠產生共鳴的創作媒材時，必須注意媒材本身的特性、潛能與限制，並留意媒材可能引發的感覺，以及操作的動作可能產生的影響或連結。

選用立體的媒材時，必須考量重力的影響，以及結構穩定和平衡的需求[13]。例如使用彩色黏土製作飼養的寵物是否能夠站立不倒，或是在立起來的畫板上彩繪時，顏料受地心引力影響，流動的方向與速度對畫面的影響，可能使長輩感到焦慮或缺乏控制。

治療師也需要注意媒材的社會或文化脈絡，與長輩之間的聯結[14]。例如毛線、布料等手工藝材料與女性有特殊的連結，也可能反映長輩與其母親或是本身職業的關係。當然也不能忽略文化的適切性。治療師需要注意，提供的媒材和素材是否與長輩的經驗有關，例如許多長輩會將拿畫筆與有沒有上學念書做連結，而操作陶土和黏土的動作，則與長輩過去工作或勞動的經驗相關。

使用回收物或是生活周遭現成物品的時候，治療師需要注意物件的特性，並經過整理和清潔保持物件的良好品質。選擇使用這樣的素材，常常可以減緩老一輩因為儉樸觀念而產生浪費材料的焦慮和擔心。藝術治療師

and practice (pp. 43-59). Schocken Books.

11. Hinz, L. D. (2018)。*表達性治療連續系統：運用藝術於治療中的理論架構*（金傳珩 譯）。紅葉文化。（原著出版於2009年）

12. Betensky, M. G. (1995). *What do you see? Phenomenology of therapeutic art expression*. Jessica Kingsley Publishers.

13. Wadeson, H. (2010). *Art psychotherapy*. John Wiley & Sons.

Don Seiden[15]也提到，對於害怕使用傳統創作媒材的人來說，使用回收物和現成物品可能較不令人害怕，同時可以透過回收物和現成物的結合或組合潛能，讓日常生活中的經驗轉化成新的特殊關係與涵意。

但Kramer[16]也提醒我們，運用非傳統的藝術媒材，可能導致偏向尋求新奇的經驗和膚淺的技巧，過於投機取巧而偏離內在情感的表達。我看過有人使用膠囊作為創作媒材，如果這是長輩服用的藥物，就有著經驗轉化的可能；但是如果只是作為拼貼的素材，就不是適合的創作材料。

媒材是想法、感受和意義的表達媒介與載體。媒材的特質是否會吸引創作者，與其心理經驗的結構、品質有關[17]。因此，我們不可忽略媒材的關係與象徵潛能，例如媒材與媒材的關係：剪刀和美工刀具有攻擊性，會破壞剪裁的素材；畫筆相對於紙張具有侵略性，會在紙張上留下痕跡；紙張本身有被動性、接納性、易受改變以及有明確的界線；黏土和陶土則具有接受性、回應性。

藝術治療師Arthur Robbins[18]也提醒，我們要注意媒材與創作者內外關係的相似性。兩者都有不同的層次、可以被建構或解構、可以被組合或分裂，以及它們所反映出的潛在風險與可能。我們可以運用這些關連，促進長輩經由創作反映出過往經驗，以及對於他們整體的理解。

療程期間，媒材的特質或關係會影響作品是否能夠重覆地創作或修改，反映長輩態度觀點的改變與預演。有些媒材具有不可逆的特性，例如被剪裁後的紙張；有些媒材可以重複操作，例如油土不易乾掉，陶土可以靠著噴水和覆蓋保濕，延長創作時間。另外，粉蠟筆可以覆蓋在彩色筆的圖像上，但無法反向操作。有時候，是否可以重複修改則與操作步驟和過程有關，例如拼貼的創作，治療師可以鼓勵長輩先嘗試不同的排列組合，

確定後再黏貼固定。

　　手工藝媒材時常被用來製成有實用性的物品。一開始，長輩可能因為有清楚的製作方向和方法，在創作過程中感到安全，並因為成品有實用性而獲得成就感，或是能在歷程中因為重複的動作而獲得控制感，進而促進平靜與放鬆。但是，Kramer[19]也提醒我們，這樣的創作形式過於著重細節和特定品質，可能會強化個案對完美的追求。如此一來，長輩可能只聚焦在過去為家庭生計所發展的技能，或是只能依據指令操作，缺乏自我表達。這種創作形式缺乏創作歷程或畫面的混亂與失序，因此也錯過了混亂失序可以帶來的新成長，甚至造成創作經驗的退化。

　　至於使用材料包，雖然方便，卻嚴重限制了創作表達的可能，也無法與個人經驗和創意產生連結。因此，除非是在醫療場域工作，或是有衛生與感染的控制考量，而需要使用個別包裝的媒材包，否則應該盡量避免。

　　藝術治療師Michael Franklin[20]以瑜珈的三重屬性：惰性（Tamas）、變性（Rajas）、悅性（Sattva）探討媒材的特質和使用過程，來理解關係與其轉變。例如陶土原本是冰冷、沉重的惰性特質。在創作過程中，個案捏

14. 同註1。

15. Seiden, D. (2001). *Mind over matter: The uses of materials in art, education, and therapy.* Magnolia Street Publishers.

16. Kramer, E. (1961). Art and emptiness: New problem in art education and art therapy. *Bulletin of Art Therapy, 1*(1), 7-16.

17. 同註15。

18. Robbins, A. (1994). *A multi-model approach to creative art therapy.* Jessica Kingsley publishers.

19. Kramer, E. (1975). Art and craft. In E. Ulman & P. Dachinger (Eds.), *Art therapy in theory and practice* (pp. 106-109). Schocken Books.

20. Franklin, M. (2017). *Art as contemplative practice: Expressive pathways to the self.* State University of New York Press.

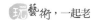

塑陶土的動作會為陶土帶來溫度，陶土因而軟化，變得溫暖而柔軟，外形也產生變化。在窯裡燒製之後，陶土由軟轉硬。這些狀態改變就是變性特性。最後，成品則是穩定的悅性特質。

同時，經由陶土製作歷程，我們可以觀察和經驗，如何透過增加或減少、去除和修整陶土的方式創作。在破壞、修復和重建的重複循環中，我們會注意到媒材特質在創作歷程中如何被強化或是轉化，以及如何促進整合的可能性。

一般而言，創作過程主要使用的是慣用手，我們都會運用慣用手來描繪圖像。但是藝術治療師應注意，那些媒材的創作表達方式能夠打破慣用手的使用，例如捏塑需要使用雙手，可以促進雙邊感覺的動作和大腦的統整。但治療師也要注意，運用複合媒材的創作時，對於偏癱或是有肢體障礙的長輩可能造成的困難。

三、媒材的層次架構

1978年 Vija Lusebrink 和 Sandra Kagin[21] 提出表達性治療連續系統的理論，其中媒材層次架構／向度變因（Media Dimension Variables，簡稱MDV）包含複雜度、媒材本質和結構性，都與媒材連結個案心理功能的程度相關[22]，可以作為媒材選用和評估的考量。

1. 複雜度

複雜度與操作步驟多寡以及是否使用中介物有關。治療初期，治療師應該先使用低複雜度的媒材，再逐漸提高複雜度，讓長輩能夠產生掌控感和成就感。中介物或工具的使用也會影響和不同媒材的互動方式，通常會

增加反思距離,讓長輩能思考發生的表達經驗。

2. 媒材本質

媒材本質的部分,則會隨著治療關係的建立與治療的目標而有所調整。治療初期適合使用硬質、控制性較高媒材,長輩能具體、精確的描繪,強化界線和結構,促進控制和精熟的潛能,以及增進認知回應與自我組織能力。流質性的媒材則具有流動、混合與融合性,容易引發情緒感受的抒發與連結,具有退化潛能而較難控制。因此,適合治療關係建立後或在治療中、後期運用。

3. 結構性

媒材的結構性則與創作活動、治療師給予創作指令的次數,以及特定使用的規則和限制相關。通常,個別工作會以低結構性的方式,以促進長輩自發性的表達以及評估長輩選擇與創作的喜好和慣性;團體工作則可能因為時間限制和特定目標,治療師需要提供創作活動主題,以結構性較高的方式來進行。

在藝術治療的架構中,相對於時間、空間兩個面向需要維持的一致性,創作媒材與創作活動,則是在固定或界定的時空範圍內,依據個案的需求、藝術治療師的評估與治療的目標而有所變化,且相互之間的關聯更為緊密。

藝術治療的本質在於創作,適合的媒材能促進長輩個人經驗的表達,以及成長與發展的可能。透過藝術治療師在個人創作和實務經驗上的累

---

21. Kagin, S., & Lusebrink, V. (1978). The expressive therapies continuum. *Art Psychotherapy, 5*, 171-180.
22. 同註11。

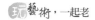

積，提升自己對於各種媒材以及創作歷程的熟悉度，運用創意因應長輩的
需求，進行創作活動設計。

第 9 章

藝術治療的
創作活動架構

如果長輩有能力自發性創作，創作主題和媒材都可以由長輩自己做選擇，讓個人的經驗與內在意象，透過媒材和創作的中介得以顯現，這種情況下就無需擬定創作活動。然而，老人的治療性團體通常因為有時間的限制、有特定的治療目標、有個案族群的特殊性，藝術治療師必須運用結構性或主題性的創作活動，協助長輩聚焦於特定主題和議題。

對老人的藝術治療來說，創作活動的主題是促進長輩的美感經驗和創作表達的重要框架。藝術治療師Marian Liebmann[1]指出：「有用的主題通常有足夠的彈性，容許不同程度的反應。」因此，創作活動不會是完全結構性的，而是會保有某種程度的彈性，讓長輩能夠有自主表達的空間。

創作活動的主題，則被視為是焦慮的涵容[2]，以減少個案可能有的焦慮感。善用創作主題能為長輩提供一個明確開始的焦點。如果個案缺乏自信和安全感，可以因此有了結構和方向，更快與創作建立關係和達成治療目標，同時還能促進團體共同探索與討論的方向[3]。

創作表達的基礎建立在創作者對於媒材和媒材之間，各種多重關聯的敏銳度。創作活動的設計有兩個焦點：一個是參與對象，元素包括參與者、時間和次數，以及空間；另一個則是活動本身，元素包括活動主題、目標、媒材與工具、內容與流程。在設計創作活動時，必須同時觀照這兩者彼此之間的相關性。

設計創作活動前，治療師必須先評估長輩的狀態和需求，以及治療時間、空間的情境脈絡和限制，才會設定治療的短期、中期和長期目標，以及單次性的創作活動主題與目標，再選用適合的媒材以結合創作主題與活動的設計。

藝術治療的目標，可以是提升自我覺察，辨識與表達自己的內在感受

和需求，減緩焦慮和憂鬱、協助哀悼失落；也可以是透過創作增進自發性和自主性，進而提升自信心、促進創意以提升他們的優勢、提供認知和感官刺激、鼓勵社交互動和關係的建立，甚至協助釐清人生價值，尤其是關於死亡和其他靈性的議題。

　　無論是自由創作，或是有特定主題的創作活動，重要的是盡可能清晰和簡單，讓長輩能有意願和能力參與，並且能夠成功的完成。

　　在治療初期，如果治療師提供能夠單次即可完成的創作活動，可以減少個案對治療的不確定感，並透過促進成功經驗的創作活動，讓長輩與藝術創作建立關係，感到自信和自己有能力。治療中期後，可以加入連續性的創作活動，讓長輩對治療歷程有所期待。治療後期，則要考量整合個人的經驗，設計創作活動。

　　創作活動一開始進行時，可以先引導長輩認識媒材，作為暖身活動，更好地促進長輩的創作表達。例如使用水彩彩繪前，治療師可以帶領長輩像遊戲似的做調色練習，或邀請長輩調出自己最喜歡的顏色。結合不同工具、媒介與操作方式，嘗試不一樣的點或線的變化練習，能讓長輩熟悉媒材特性和創作形式。

---

1. Liebmann, M. (2013)。**藝術治療與團體工作：實例與活動**（賴念華 譯）。張老師文化。（原著出版於 2004年）

2. Waller, D. (Ed.). (2002). *Arts therapies and progressive illness: Nameless dread*. Routledge.

3. 同註1。

一、創作活動主題的取向

藝術治療師可以藉由創作主題，帶著長輩跨越時間和空間的物理限制，穿梭在過去、現在和未來的時空當中。哲學家Susan Langer[4] 指出，藝術創作包含了主觀與客觀的空間，創作行為形成了一個讓主觀可以客觀化，而客觀可以主觀化的循環。

不同的治療目標可以搭配不一樣的創作活動主題，或是運用特定的主題持續做深度的探索和表達。創作活動的主題可以聚焦在以下的不同取向，結合不同的創作媒材以及帶領的方式。雖然這些取向無法全然彼此區隔，會有許多重疊，但適當加以區分，可以促進對創作活動主題的了解。

1. 現實生活取向

活動主題聚焦在日常生活層面的各個相關面向，包括食衣住行育樂，或季節、節慶、習俗等等。廣泛探索這一類的主題，能夠促進長輩表達日常生活經驗，得以連結到過去的經驗，並與當下生活的改變做一個對比。由於現實生活取向的主題相對地更容易連結個人生命經驗，因此很適合療程初始時，用來促進長輩的自我表達與認識。

例如：「我最喜歡的水果」或連結特定季節的「夏天的水果」、「旅遊」、「我印象最深刻的美景」（圖1）以及「農曆年」等。

2. 感官激發取向

感官激發取向就是運用各種媒材，提供多元感官刺激，包括視覺上的圖像、色彩、影像，嗅覺的香味與臭味，聽覺的音樂與聲響，觸覺的接觸軟硬或粗糙平滑等等不同質材的刺激，以及個人身體的活動、韻律和操作的動覺元素。感官激發取向的主題，透過不同媒介以及複合媒材的運用，

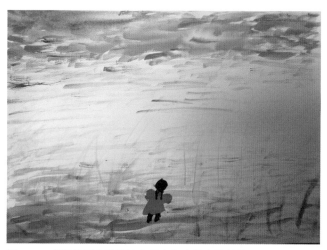

圖1：86 歲奶奶以水彩彩繪自己童年時的夕陽美景。

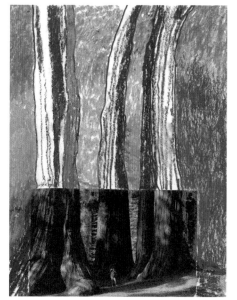

圖2：76 歲奶奶先用彩色筆勾勒輪廓後，再用
粉蠟筆延伸創作。

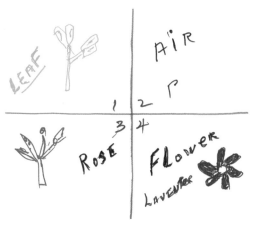

圖 3：85 歲奶奶使用彩色筆描繪嗅聞味道的
聯想。

---

4. Langer, S. K. (1953). *Feeling and form: A theory of art.* Charles Scribner's Son.

可以促進感官運作、刺激大腦活化、增進經驗連結，既適合療程早期運用，也可以隨著治療的開展，繼續以此方向做深度的探索。

例如：提供局部圖像供長輩選擇，並讓長輩選擇紙張擺放的方向和圖片擺放的位置，然後長輩再進一步擴充延伸，成為「完成圖像」的創作（圖2）。或者將幾種花的精油裝在瓶子中，讓長輩嗅聞後，請他們在紙張上描繪出「連結香味的花」（圖3）。其他如使用彩色薄棉紙、色紙或彩色棉紙以及毛根，請長輩製作「喜歡的花」，也是我常用的主題。

3. 生命回顧與懷舊取向

如果將治療的時間軸放在過去，就要著重在長輩的個人歷史。我們可以透過回顧與懷舊的主題，讓長輩連結過往的生命經驗，主題可以聚焦在特定的生命階段，或是依照人生經歷的順序做個總整理，促進長輩辨識自己的經歷和成就，例如如何獨自撫養孩子，而如今孩子頗有成就。關鍵在於要以正向的、客觀混合主觀的方式，維持他們的尊嚴，並以長輩自身為主體去檢視他們的生命故事。以藝術創作表達的方式回溯過往經驗時，通常會以更有機的形式引發新的連結。Butler[5]指出，重新檢視過去的經驗以回顧自己的一生，特別是回顧尚未解決的衝突時，若能做到自我接納和整合，將會帶來新的人生意義。

例如：「生命線」（圖4）、「我的一生」、「我的童年玩伴」、「我的生命故事書」等。

4. 社交互動取向

如果將治療的時間軸放在現在，則可以透過強化長輩在團體當下的經驗，和在團體內分享，增進彼此的互動、溝通、學習與支持，並藉由視覺圖像連結經驗，建立關係。社交互動取向的活動可以運用各自創作，再帶

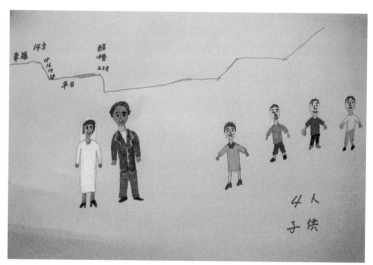

圖 4：84 歲奶奶使用彩色筆描繪生命線：14 歲因為父親過世從幸福直落，
23 歲結婚一開始又是向下，不過奶奶特別描繪出當時穿著白紗的自己，4
個孩子陸續出生後生活就越來越好。

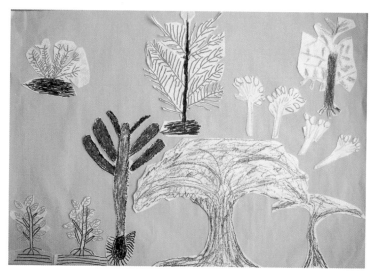

圖 5：6 位奶奶分別以粉蠟筆和彩色筆描繪代表自己的樹，這些樹組成的團
體森林。

5. Butler, R. (1963). The life review: An interpretation of reminiscence in the aged. *Psychiatry, 26*(1), 65-76.

到團體創作，或是從小組的輪流、合作創作，再拓展到團體共同合作的創作活動。這類主題適合安排在治療中、後期，團體成員已經建立關係後，以循序漸進的運用，促進人際互動和喜悅。

例如：兩人一組，以非慣用手描繪對方的「肖像」（因為畫肖像往往有畫不像的壓力，用非慣用手可以紓解壓力）；各自畫代表自己的樹，再組成「團體森林」（圖5）；各自創作島嶼，再創造「人際海域」；以及「團體接龍畫」、團體共同創作「情緒地圖」、製作送給彼此的「禮物」等等。

5. 自我探索與表達取向

治療師可以選擇特定的主題，或是開放性的讓長輩自己選擇主題，例如長輩可能想要進一步探索和表達的個人問題，或是特定的情境、議題。自我探索的主題可以是廣度或是深度的探索。通常在療程初期會進行廣度的探索，隨著療程推展再深入探索。透過投射性的主題，可以協助長輩表達或連結經驗，並藉由藝術創作，增進個別的自我發現與生命整合。

例如：「情緒的風景」、「我的心情」（圖6）、「我的身體」、「我的遺憾」等。

二、創作活動設計

創作活動的設計要有意義，避免讓長輩覺得幼稚、沒意思或認為是小孩的玩意，因此降低參與意願。協助長輩學習新的經驗和延展新的技能時，必須避免在單次活動中加入太多不熟悉的步驟與元素。設計活動時要考量創作活動的串連和延續，要能在之前累積的創作表達能力的基礎上，

逐漸加入新的學習或挑戰。

　　設計創作活動時，治療師需要注意長輩參與的完整性，必須避免貶低長輩，不要讓長輩以低程度的創作方式參與，也不要讓長輩只能參與整個創作的部分歷程[6]。如果因為時間有限，治療師可以預先準備好某些需要使用的媒材，而不要當場幫長輩製作。如果活動步驟過於繁瑣複雜，或是容易產生混淆，就要簡化或調整創作活動。

　　我督導的一位照服員，曾經運用砍下的竹子，為輕、中度失智症的長

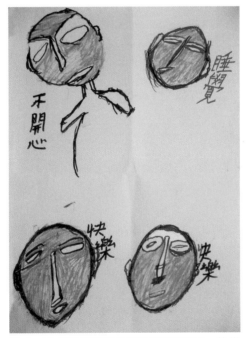

圖 6：80 歲奶奶以彩色筆出自己不開心、快樂和想睡覺的心情。

6. Tyler, J. (2002). Art therapy with older adults clinically diagnosed as having Alzheimer's disease and dementia. In D. Waller (Ed.), *Arts therapies and progressive illness: Nameless dread.* Routledge.

輩設計蓋印和貼竹葉的創作活動（圖7）。這是個很有創意的設計，但是她原先的設計是讓長輩用水彩筆，在對剖一半竹子的外緣上色，再蓋在紙上，作出線條。我指出這樣做很容易失焦。失智長輩會難以區別，可能也在竹片凹進去的一面上色，變成彩繪竹片。我建議她調好顏料，用回收的塑膠容器和海棉製成印台，讓長輩以直接拿竹片蓋印，以避免混淆。

藝術治療師經常運用拼貼進行創作，也需依據不同的拼貼主題或形式做準備。例如將紙張裁切成不同大小的幾何圖形，或事先蒐集和分類雜誌的圖片。過去我的督導Jeanne使用檔案櫃做圖片分類。回到臺灣後，我喜歡運用風琴夾細分不同類別的圖片，或是用紙盒、鐵盒裝預先剪好的圖片。

因為個人經驗的差異，以及表達方式的差異，每個人的創作過程都會有不同的順序與結構。有些人會選擇剪，有些人會選擇撕；有些人會全部撕好、剪好再貼，有些人會一邊撕、一邊貼。這些選擇都會被記錄在作品上，或反映在創作過程中，或是在團體分享時，個案透過反思看到連結，能為創作者整理和掌握經驗的過程提供有力的幫助。

選擇與組織拼貼的材料，象徵著從零散和混亂中創造秩序，通常是一種較不具威脅、降低繪畫焦慮或犯錯的結構方式[7]。拼貼的創作方式，媒材本身所提供的結構，也可以減少藝術治療師在創作歷程中給予個案的指令，例如去剪、撕、貼、重疊和組裝等等[8]。

不過，拼貼的過程中，個案需要運用選擇、分類、判斷、安排組合以及黏貼能力，治療師必須事先評估和考量長輩的認知與操作功能是否適合。對於認知功能較差、只能做排列組合或拼貼出特定圖像的長輩，幾何圖形拼貼相對簡單和容易操作。如果需要將複雜的形象簡化成幾何圖像，例如拼貼「我的家」，個案就需要有更好的認知理解能力。

三、創作活動設計的考量

設計良好的藝術創作活動能活化大腦，激發活力、創造性、表達力、提升生產力和成就感。創作活動的設計沒有標準答案，如何讓創作活動的主題與創作媒材巧妙的結合，需要藝術治療師的彈性與創意。

1. 主題多重面向

創作活動給予創作表達一個焦點，據以形塑經驗，也提供了框架，賦予經驗和感受不同的意象。因此，設計創作活動時，治療師也必須考量主題的多重面向。我們與老人工作時，經常會側重在正向的經驗上，設定

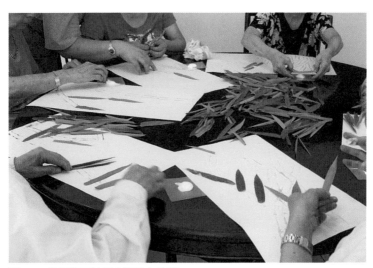

圖 7：6 位長輩正使用白膠貼上竹葉。

7. Moon, C. H. (Ed.). (2010). *Materials and media in art therapy: Critical understanding of diverse artistic vocabularies*. Routledge.

8. Vick, R. M. (1999). Utilizing prestructured art elements in brief group art therapy with adolescents. *Art Therapy: Journal of the American Art Therapy Association, 16*(2), 68-77.

「最美好的回憶」或是「最喜歡的經驗」。但我們也不能忽略，正面的主題還是可能引發悲傷或失落的情緒。

我曾經以「喜歡的花」作為創作主題，一位輕度失智的奶奶，創作了小學時一位日籍老師最喜歡的大波斯菊花（圖8）。她本來對作品很滿意，也是開心的，但是在分享時，家住港口邊的奶奶說，臺灣光復時社會很混亂，她沒有見到老師搭上回日本的船。一想到老師可能沒有平安的回到日本，奶奶當場落淚，難過得哽咽了起來。

語言也可能造成誤會。我曾讓長輩以抽籤的方式取得幾個簡單的圖像指令，例如花、大海、山、雲、太陽、汽車……等等，再請長輩各自組合成一幅畫。一位奶奶抽到星星、石頭、人，但是她不識字，團體的協同帶領者就用臺語唸給她聽。結果那位奶奶畫出一名婦人拿著兩串香蕉去給在石頭後面的猩猩吃（圖9）。

2. 創意運用

藝術治療師的創意是促進個案因應挑戰的重要成分。只要多加留意，我們就能在生活中發現許多創意的可能性。美國俄亥俄州的一個機構，曾運用乘坐輪椅長輩的輪胎作為創作的滾筒，在大塊胚布上滾上色彩。長輩自行轉動輪椅，留下了色彩繽紛的輪胎痕跡，之後再裁切製成環保袋販售，促進長輩的藝術家認同。

我在美國工作時，也因清理咖啡機而注意到濾紙具有良好的滲透效果，也有強韌不易破裂的纖維組織。對於反應減緩，或是手部功能有障礙的長輩來說，如果使用一般的圖畫紙創作，彩色筆常常會留下一坨一坨暈開的痕跡，甚至會滲透到底部而破掉。運用濾紙就不必擔心這些問題。同時，濾紙可以折疊後再畫，除了可以減少描繪的動作之外，色彩緩慢滲透

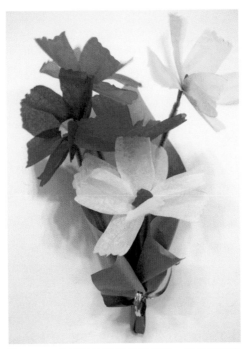

圖 8：84 歲奶奶使用彩色薄棉紙、彩色棉紙和
毛根製作大波斯菊花束。

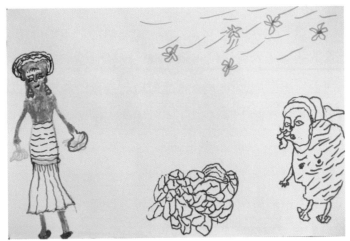

圖 9：86 歲奶奶用彩色筆描繪出婦人拿著兩串香蕉給猩猩吃，後來知
道是星星後再畫在天上。

到其他的摺面，展開之後，可以為長輩帶來許多驚喜（圖10）。這樣做不僅僅轉化和強化了長輩緩慢特質的優勢，完成的作品也更有完整性並且充滿驚喜。回到臺灣後，因為大家慣用的咖啡濾紙尺寸較小，我改用宣紙，也能達到類似效果，甚至結合不一樣的媒材，例如彩色墨水的滴染或綁染。

3. 注重仍保有的能力

設計創作活動時，治療師要將焦點放在長輩仍然保有的能力，而不是他失去的功能[9]。例如長輩的長期記憶、感官功能、社交能力、習慣性記憶與技能等等都是很好的主題。我們要思考如何選擇最佳化和強化的調適，如何透過藝術創作活動提供最佳的條件，展現屬於長輩個人經驗的獨特性。藝術治療師的課題是透過鼓勵和滋養，喚醒長者已有的特質，讓他們保持希望、活得有樂趣，進而獲得生命的意義。

一位輕偏中度失智的奶奶沒有藝術創作經驗，她原先習慣與熟悉的生活模式是依循指令，做有用、不浪費時間的事，一切都以實用為主。為了引發她的興趣和自主性，我選擇了「祝福娃娃」的創作活動。這個創作主題與過程是一個持續性的積極邀請。奶奶在纏繞鐵絲塑形後，主動提出鐵絲人形沒分量的觀察。她在使用布條纏繞人形給予體積感時，也自發地詢問並思考如何製作服裝與頭髮，進而選用自己喜歡的布料、珠珠，製作帽子、項鍊和手鍊，最後貼上眼珠和紅色毛線代表微笑，將作品創作成自己想要的形象（圖11）。

另一個例子，是位輕度失智症的爺爺。這位爺爺在練了一輩子書法後，居然忘了自己會寫書法，讓他的女兒覺得挫折。不過，他忘記的是語

9. Kahn-Denis, K. (1997). Art therapy with geriatric dementia clients. *Art Therapy: Journal of the American Art Therapy Association, 14*(3), 194-199.

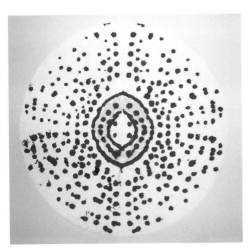

圖 10：91 歲奶奶使用彩色筆在咖啡濾紙上創作。

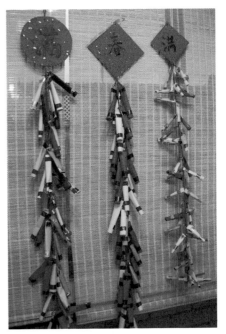

圖 12：左邊的掛飾可見 89 歲爺爺深厚的書
法底子。

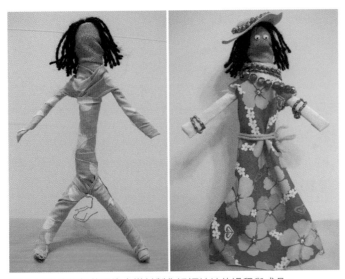

圖 11：80 歲奶奶使用複合媒材製作祝福娃娃的過程與成品。

言的指涉，而不是操作的動作本身。

在一次農曆新年前的團體中，我安排了「春節擺飾」的創作，其中也有寫春聯。我判斷爺爺熟悉的是傳統的文房四寶，而非現代方便的墨汁，於是我準備了硯台、墨條來磨墨。我請這位爺爺幫忙磨墨，雖然一開始他說不會，但仍接受了我的邀請。磨了幾下之後，他馬上說硯台裡的水太多了。墨磨好之後，他說不會用毛筆，我請他試試看毛筆和其他的筆有什麼不同。之後，他願意嘗試了。剛開始他確實忘記了某些字的筆畫，經過適時的提示後，他很快進入書寫狀態，一筆一劃都顯現書法底子（圖12）。其他爺爺奶奶都驚訝他的長才，紛紛請他幫忙寫春聯，想要帶回家張貼。他也因此獲得成就感，一反平常的沉默寡言。

創作活動設計的原則，是針對長輩的特質，讓他們能夠發揮潛能、滿足需求、尊重個別差異，以促進長輩成長。依據活動主題與目標，治療師彈性地調整和修正，漸進地由簡單到複雜，甚至從具體變成抽象的形式。調適和修改某些特質或形式很重要。治療師要試著思考有沒有什麼步驟需要增減、擴充或是合併，能夠使創作過程更完善，或是以其他媒材替代，或是調整順序，重新排列組合。

藝術治療的架構包含時間、空間、創作媒材與活動四個面向，彼此交織所產生的形式，使得創作活動充滿各種可能。藝術治療師不可讓創作活動侷限在單一、重複的模式中。治療師可以透過觀察與創意，找到適當的編排和組織方式，營造出創造性的環境，讓長輩能夠自在的玩藝術。

第 10 章

老人藝術治療
重要取向與概念

老人藝術治療可以運用許多不同理論的工作取向去實踐，無論是精神分析或是認知行為治療都可以。本章將介紹人本心理學當中的存在、個人中心、正向和超個人取向。

在過去，很多人認為老人認知功能不彰，而且走到人生晚期，不適合也不需要心理治療。特別是傳統的心理動力取向，個案需要有足夠的智力才能產生洞見，所以不適合老人[1]。這其實是把老化和認知退化畫上等號，但並不是所有老人都會認知退化，有些長輩的認知功能仍然完好。近年來，大家逐漸開始重視老人的不同樣貌，治療師更能依據他們各自的經驗、特質和狀態，量身訂做適合他們的服務。加上老人隨著年齡增長更注意靈性的需求，因此，老人藝術治療的工作非常適合運用人本心理學的工作取向。

人本心理學

1950 和1960年代開始發展人本心理學[2]，是對於精神分析以及行為學派的反動，所形成的第三勢力。它包含了個人中心、存在、正向的取向，以及隨後促成的心理學第四勢力——超個人心理學。人本心理學主要關心個人的潛能，不論是愛、創造力、基本需求的滿足、自主性、遊戲、自我成長、自我實現和自我超越；強調自由、選擇、目的和價值，肯定每個人獨特的經驗[3]。人本心理學的精神符合藝術治療以人為本的工作理念，運用藝術創作來協助個體與內在真實自我相遇，也可以透過創意找到新的可能，進而追求自我實踐。

人本心理學之父Abraham Maslow[4] 提出了需求層次的概念。特別在和

長輩工作的時候，可以協助藝術治療師了解老人缺乏投入創作的因素。例如：因為感到不舒服、飢餓，或是疼痛管理未達長輩滿意的程度，進而影響他們參與的動機。這些都是需要優先解決的「生理的需求」[5]。

接下來，由下而上的層次，是生活與環境的「安全的需求」，藝術治療師需要營造安全的治療環境來滿足個案對於安全的需求。如果是藝術治療團體，則可以促進團體社交互動，以滿足長輩「愛與歸屬的需求」。此外，透過藝術治療師的外在尊重，以及透過提升長輩的內在自我價值感，可以滿足長輩受人「尊重的需求」。當前面四個基本需求都獲得滿足了，長輩才會衍生成長的需求，進一步藉由藝術創作的過程，滿足發揮個人潛能的「自我實現的需求」。我們需要注意的是，所有層級的需求，不一定依照由下而上的順序，也可以有不同變化，並可能同時重疊和相互影響。

Maslow[6]過世那一年發表了「Z理論」，提出第六層次的最高需求：「超越的需求」。他認為，我們需要比自己更大或更崇高的東西。如果我們缺乏超越和超個人的層次，我們將會生病。他將早期提出五個層次的生理需求和安全需求歸類為X理論，愛與歸屬的需求、尊重的需求以及自我實現的需求則歸類為Y理論。Z理論則像是人在自我實現的創造性歷程中，體驗到如同心流的高峰經驗，以及和靈性、神秘、天人合一的經驗相關。這

1. Jewell, A. (Ed.). (2011). *Spirituality and personhood in dementia.* Jessica Kingsley Publishers.
2. Moon, B.（2018）。藝術治療：實踐中的人本主義。載於J. Rubin（主編）**藝術治療取向大全：理論與技術**（頁231-240）（陸雅青等 譯）。心理。（原著出版於2016年）
3. Yalom, I. D. (2003)。**存在心理治療（上）—死亡**（易之新 譯）。張老師文化。（原著出版於1980年）
4. Maslow, A. H. (1986). *Toward a psychology of being.* Van Nostrand.
5. Magniant, R. (Ed.). (2004). *Art therapy with older adults: A sourcebook.* Charles C. Thomas Publisher.
6. Maslow, A. H. (1969). Theory Z. *Journal of Transpersonal Psychology, 1*(2). 31-47.

種對於終極真理的追尋，和前面章節提到老年發展中Erikson的第九階段、Tornstam的超越老化，以及Arnheim晚期藝術風格的一體性，都顯現出個體找到和宇宙萬物相互連結的靈性超越觀點之必要性。

存在心理學

美國存在主義心理學家Irvin Yalom[7]將人本心理學稱為歐陸存在心理學的「美國親戚」。傳統上，歐陸存在心理學面臨了死亡和存在的不確定性，把焦點放在**生命所受的限制**；相對而言，美國人本心理學則沉浸在樂觀的時代思潮當中，聚焦在**潛能的發展**。所以，存在心理學比較常討論如何接受根本的孤獨、存在的焦慮、以及生命的意義。

意義治療大師Victor Frankl[8]強調在逆境中探索意義，尊重有靈性的人性，而不單純只注意身心兩個面向。他認為精神上的自由、選擇和隨之而來的責任，能夠讓人超越苦痛。Frankl指出，我們應該把注意力從自己身上移開，專注尋找自身以外的意義。他也指出，變老的無常能夠讓我們認識到，責任是人存在的基本特性，而痛苦的掙扎也會形成人生的價值。

Yalom[9]指出，存在治療處理的是人存在的四個「終極關懷」：死亡、自由、孤獨和無意義。如果我們逃避這些基本的經驗，將會無法真誠的存在。這些終極關懷彼此之間有著錯綜複雜的交會。例如，生命缺乏意義的真正問題，可能是與死亡和孤獨相關的焦慮。這個問題可以透過鼓勵個案投入關係和生活而獲得解決，特別是治療師在團體當中協助個案表達人際關係的問題，進而承擔責任，為自己做出選擇，並找到可供個案運用的意義。美國藝術治療師Bruce Moon[10]表示，藉由藝術創作，可以引發創造性表

達的掙扎、覺察和焦慮的循環，進而促成個案改變。同時，藝術治療師與個案在療程中的連結，也可以減輕孤獨感。

從個人中心到關係中心

心理學家Carl Rogers[11] 提出了個人中心取向，相信個體內在的價值和尊嚴，也相信個體具有自我成長的動力和潛能。人我相會時，應該重視治療師的個人特質，以及個案和治療師之間的關係品質，而不是治療的技巧或理論。他主張治療師要給予個案無條件的尊重、接納和同理。藝術治療師可以透過真誠的聆聽與同理，以及開放和關懷的態度，給予個案安全表達的機會以及發現其獨特的潛能，以促進個案的成長和改變。這和前面章節提到藝術治療師必須有歸零的能力，必須不帶預設的了解和接納長輩的主觀經驗無異。

與失智症老人工作的英國社會心理學家Tom Kitwood[12] 提出以個人為中心的照護，主張治療師要看見和回應「個人」，而不是個案呈現的「問題」。因此，治療師對於長輩狀態的觀察、評估和了解極為重要。治療師

7. 同註3。頁49。

8. Frankl, V. E.（2001）。*意義的呼喚*（鄭納無 譯）。心靈工坊。（原著出版於1995年）

9. Yalom, I. D.（2003）。*存在心理治療（下）——自由、孤獨、無意義*（易之新 譯）。張老師文化。（原著出版於1980年）

10. Moon, B.（2018）。藝術治療：實踐中的人本主義。載於J. Rubin（主編）*藝術治療取向大全：理論與技術*（頁231-240）（陸雅青等 譯）。心理。（原著出版於2016年）

11. Rogers, N.（2018）。個人中心取向表達性藝術治療。載於J. Rubin（主編）*藝術治療取向大全：理論與技術*（頁261-283）（陸雅青等 譯）。心理。（原著出版於2016年）

12. Kitwood, T.（1997）. *Dementia reconsidered: The person comes first*. Open University Press.

必須了解長輩的性格和生命歷程，才能提供適切且有尊嚴的照顧。Kitwood
提醒治療師需要避免的惡意對待方式，當中特別要注意的是不讓長輩參與
和不尊重長輩，以及動手代替長輩做他自己能做的事，使他不能發揮功
能。治療師可以改用較緩慢的速度，或者使用比較簡單的話語，讓長輩更
容易理解。Kitwood強調治療師與人工作的正向方式，其中識別、促進、抱
持和讚揚，都是藝術治療師能夠發揮的功能，而透過給予媒材的選擇、鼓
勵分享和意識到成就感，也能增進遊戲、創造和放鬆的效果。

　　Kitwood還提出了「心理需求之花」的概念，花朵的中心是愛，外圍
的花瓣分別是認同、依附、融入、參與（occupation）和慰藉（comfort）。
其中愛、依附、融入和慰藉，都是情感和人際的需求，可以透過藝術治療
師或團體成員的正向互動來促進[13]。Kitwood說明，參與是運用個人的能力
和力量，投入對個人重要的生活歷程，也包含長輩想要提供協助和幫忙。
藝術治療可以提供適合個人的、放鬆和反思的空間，可以透過藝術創作促
進參與並增進自信心，進一步形成個人的正向認同。近期失智照護的發展
更從個人中心取向走向了「關係中心」[14]的模式，也就是注意到家庭、朋
友、社群和社區的重要性，以及專業照顧者的貢獻。

正向心理學

　　正向心理學之父Martin Seligman[15]，指出了正向心理學和人本心理學的
差異。正向心理學同時關注生活中的好與壞，並運用科學方式研究，讓心
理學從只是修復生活中最糟糕的事情，變成能創造生活中最美好的事物，
並促進自己與他人的幸福。也就是說，不單單只是改善長輩的弱點或問

題，而是同時注意到他們沒有受損的功能，辨識和滋養他們的性格優勢。

Robert Hill[16] 結合正向心理學的理念，發展出了「正向老化」的概念。他指出，正向老化一樣會經歷與老化相關的退化、失落和死亡等挑戰，但老人在這樣的情況下，仍然可以有能力選擇並專注在增進幸福感的行動。這與老人的心態，而不是實際的限制相關。Seligman[17] 提出了幸福五大元素（PERMA）的概念：正向情緒（Positive emotion）、投入（Engagement）、關係（Relationships）、意義（Meaning）和成就（Achievement）。藝術治療師Gioia Chilton和Rebecca Wilkinson[18] 探討了幸福五大元素和藝術治療實務的關聯，說明幸福五大元素如何相互影響，並肯定的指出，僅僅只是藝術創作的過程就可以促成幸福五大元素的正向發展。

一、正向情緒

負向情緒雖然也有促進個體生存的重要價值，但在正向情緒狀態中，人們更有彈性與創意，也更願意嘗試與冒險，進而促進個體的復原力。正向情緒和過去相關的是滿意、自豪、接納和寬恕，與現在相關的是寧靜、正念和喜悅，而與未來相關的則是希望和樂觀。

---

13. Queen-Daugherty, H. (2001). From the heart into art: Person-centered art therapy. In A. Innes & K. Hatfield (Eds.), *Healing arts therapies and person-centered dementia care*. Jessica Kingsley Publishers.

14. 同註1。

15. Seligman, M. P., & Csikszentmihalyi, M. (2000). Positive psychology: An introduction. *American psychologist, 55*(1), 5.

16. Hill, R. D. (2005). *Positive Aging: A guide for mental health professionals and consumers*. W. W. Norton & Company.

17. Seligman, M. E. P. (2011). *Flourish: A visionary new understanding of happiness and well-being*. Free Press.

18. Chilton, G., & Wilkinson, R. (2018)。正向藝術治療。載於J. Rubin（主編）*藝術治療取向大全：理論與技術*（頁285-305）（陸雅青等 譯）。心理。（原著出版於2016年）

　　治療師需要注意的是，享樂不等於真實的快樂，享樂只是即時的感官滿足，無法長久。感官享樂是最淺層的快樂。較高層次的快樂是需要發揮個人才能和努力而獲得的滿足。最高層次的快樂則是運用個人專長和性格優勢，投身有意義的活動，令周遭的人或社區都能獲益，所獲得的成就感與滿足感。研究發現，情緒表達以及藝術創作都具有療癒性，能夠改善情緒。在藝術治療中，我們可以透過創作歷程、創作主題和人際支持，引發正向情緒的連結。治療師可以邀請長輩創作「平靜的感受」（圖1）或「感恩的經驗」，引發平靜與感恩的情緒，達到促進正向連結的效果。

二、投入

　　運用個人優勢來投入生活，也就是發揮個人的勇氣、智慧、學習熱忱、正直、正義、人道、慷慨、幽默、好奇、忠誠、堅毅、謙虛、靈性、寬恕、熱心、社交智能等等性格優勢。一個人能夠全心投入生活，將會正向影響其他的幸福元素。這也和前面章節談到Erikson等提出「活躍參與」的概念一致，也就是個體主動選擇和投入生活。

　　在藝術治療當中，可以透過歷程或作品反思展現出許多個人特質與優勢，例如想像力、專注力、敏銳度和創意等等，促進長輩全神貫注、體驗心流。心流的經驗和技巧的精熟都能夠進一步促進個體的復原力。治療師可以邀請長輩以創作呈現出「自己的長處」（圖2），或是提供難易適中的創作形式，來經驗心流的可能。

三、關係

　　關係與幸福的其他元素息息相關。我們都需要和他人形成親密深層的關係，形成社會支持網絡。良好的關係可以讓長輩感到被了解、被聆聽、被安慰和被鼓勵，並且有歸屬感、溫暖和愛。治療師與長輩、長輩與長輩

之間的治療關係更是療癒過程中不可或缺的關鍵。我們可以透過藝術創作經驗增進長輩的正向情緒，運用長輩的個人性格優勢投入創作過程，並運用作品分享的機會增進彼此的溝通和關係。治療師可以邀請長輩創作「我和生命中最重要的人」或是「幸福的關係」（圖3）。

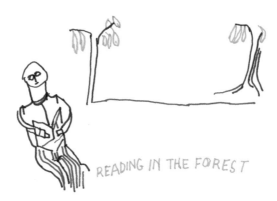

READING IN THE FOREST

圖1：82 歲爺爺用彩色筆描繪自己在森林裡閱讀的寧靜感。

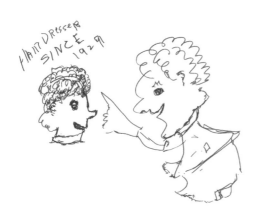

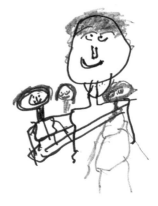

圖2：87 歲奶奶用彩色筆描繪自己自 1929 年就是受人載譽的美髮師。

圖3：84 歲爺爺使用彩色筆描繪自己幸福的含飴弄孫。

四、意義

幸福感與生命的意義和目的有關。人類需要追尋生命意義，臣服、歸屬並服務於比自我更大、更崇高的目的。也就是說，生命的價值和意義，除了積極投入生活之外，也懷抱著讓世界變得美好的目標，完成幫助他人的利他心理。同時，生命意義會影響我們如何感知和處理壓力事件。當一個人的觀點和詮釋方式轉變了、拓展了，可能因此促進從困境中復原的能力，進而促成創傷後的自我成長。

藝術創作的過程，不僅僅是建構意義的過程，更能夠在其中和反思討論中，透過覺察和心態的改變，創造新的意義。藝術治療師Harriet Wadeson[19]就曾指出，藝術治療的療癒性本質在於分享意義和溝通。治療師可以請長輩創作出「生命的意義」（圖4）或「有意義的事」。

五、成就

「成就」可以是達成具有意義的目標，或是完成生命的終極追求，也就是成就人生，讓我們對自我價值更感到滿足。但是，成就不只是追求最後的成功與勝利而已，也是關於個人的使命感和有意義的目標。同時，成就感未必來自最後的結果，也可能來自實踐的過程中個人的努力與成長。藝術創作也是如此，長輩既有想要達成的目標，也需要能逐漸發展精熟的能力，最終才可能實現。同時，作品也忠實記錄了創作歷程中，長輩所取得的成就。治療師可以邀請長輩創作「這一生最大的成就」（圖5）或是「我的成就」。

Seligman提出的幸福五大元素正是藝術治療工作的正向心理學取向的目標。治療師需要注意的是，缺乏現實感的樂觀並不是正向。在個人遭遇困難和逆境時，正向心理學不只是強調正面、積極和樂觀而已，更是運用

個人性格優勢和累積的正向經驗，以面對和處理負向的情緒和經驗，並經由藝術創作的形式，真實的表達個案所經驗到的情緒。因此，正向心理學取向的藝術治療非常適合正在面對老化歷程的長輩。無論是簡單的感恩練習，或是以正念關注過往和現在的生活經驗，都能增加長輩的正向情緒與生活滿意度。

超個人取向

由人本心理學延伸而來的超個人取向，將自我放入靈性和宇宙的脈絡當中，著重自我的發展和自我的超越，從更寬闊的角度提升意識，據以看待個人生命的成長，並透過轉化的過程邁向生命的完整。稍早提到Maslow的超越的需求，就是注意到了靈性實現的追尋。

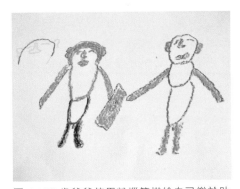

圖4：79歲爺爺使用粉蠟筆描繪自己樂於助人，送錢到災區。

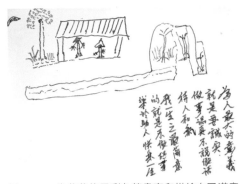

圖5：88歲爺爺使用彩色筆書寫和描繪自己滿意的人生。

---

19. Wadeson, H. (2010). *Art psychotherapy*. John Wiley & Sons.

　　榮格[20]指出，人們接觸內在深處智慧的引導，透過個體化歷程，觸及到集體無意識的靈魂層面，尋得自性而成為更完整的人。在個體化的歷程中，超越的功能會促進心靈的整合。例如，整合各種對立（意識和無意識）的內容，透過象徵所形成的第三種抽象意識就是「超越功能」的展現。美術教育家Florence Cane[21]認為，如果在創作歷程中整合動作、感覺、思考三個不同面向，可能讓我們窺見第四個的面向：靈性面向。超個人取向藝術治療的基礎就是透過梵唱、冥想，以及覺察創作中的肢體律動和呼吸。治療師可以引導長輩透過覺察身心的關聯，進而找到身心靈的統整。

　　每個人都有透過創意和潛能以改善生活的方式。心智的靈活度是展現在馳騁的想像力當中，老人缺乏的通常是接觸的機會。以上這些工作取向都相信個人有能力做出選擇和發揮潛能，猶如Malchiodi引用藝術治療師Josef Garai所強調的觀念：創造力具有表達以及實現潛能的療癒特質[22]。藝術治療師提供適合個案進行藝術創作的方式，促進長輩的自主性，讓他們的想法和意念得以外化，以可以被人看見的方式走向幸福和完整。

20. Swan-Foster, N. (2018)。榮格取向藝術治療。載於J. Rubin（主編）*藝術治療取向大全：理論與技術*（頁193-216）（陸雅青等 譯）。心理。（原著出版於2016年）

21. Cane, F. (1951). *The artist in each of us.* Art Therapy Publications.

22. Malchiodi, C. A. (2008)。人本取向。載於C. Malchiodi（主編）*藝術治療：心理專業者實務手冊*（頁61-75）（陸雅青等 譯）。學富。（原著出版於2003年）

第 11 章

老人藝術治療
個案工作

老人藝術治療的實務工作通常包括個別和團體的形式。個別藝術治療能夠深入地探索個人的需求和議題，團體藝術治療則更能促進成員之間的社交互動、支持和連結。相對而言，個別藝術治療更常以非結構的形式進行，讓長輩能夠隨著自己的想法自由探索，團體藝術治療則更可能以結構性的活動，聚焦在特定主題和議題。

無論是個別或是團體治療工作，治療師都會依據治療前的評估以及初始幾次療程的評估而設定治療目標，並根據療程的發展做進一步的調整和修正。個別藝術治療能針對長輩各自獨特的狀態和需求，更好的做到以個人為中心的治療；團體藝術治療則會以團體成員的整體性和彼此之間的關係做為考量，找到個人需求和團體目標之間的平衡點。

老人藝術治療的目標

老人藝術治療為長者提供一個表達想法和抒發情緒的空間。從一開始想法的醞釀，到記憶的連結和擷取，以及長輩投入在創作的過程中，都可以激發多重感官的運作、腦部的活化，以及經驗感受的表達，促進問題覺察和因應，進而得以提升長輩的生活品質與意義。老人藝術治療的目標大致可統整為以下六個：

1. 促進表達與溝通

藝術創作的歷程可以提供視覺性、非口語溝通的機會，讓長輩抒發和表達難以用言語訴說的情緒或感受[1]。創作時，透過圖像的外化或是不同創作媒材的運用，都能協助長輩找到適合自己的表達方式，例如：經由陶土的捏塑或拍打釋放壓力和傳達情緒。在我的經驗中，長輩透過作品視覺化

和具體化，展現出他們的經驗感受之後，創作的作品也往往能夠促進長輩的口語分享和溝通，讓他們從之前的不知道怎麼說，變成看著作品述說，或是回想和連結創作過程中各種形式的表達。

2. 回顧、傳承與整合生命經驗

藝術表達能夠連結與承載過去、現在和未來，進一步整合不同時空的生命經驗。藝術治療師可以協助長輩以正向、客觀混合主觀的方式回顧生命歷史，透過藝術創作的過程與圖像的呈現，提供懷舊與重整生命經驗的機會[2]。在創作的過程中或是探索作品時，藝術治療師可以透過不同的方法促進長輩調整他們觀看的方式，例如固定或改變焦點、放大或縮小視界範圍，或是推近或拉遠時間等等，協助長輩從不同的視角觀看生命經歷，進而促進自我生命經驗的統整。

長輩是文化的保存者，能將他們的經驗與價值傳遞給下一代。長輩透過創作，不僅可以重新彩繪他們已經褪色的記憶，促進記憶的提取與維持，也可以作為個人與家族的歷史記錄[3]。當長輩分享與現在大不相同的過往經驗時，他所扮演的傳承者角色，也將提升他的自尊與自信，為家庭與社會歷史留下個人的足跡與見證，例如這位患有輕度失智的76歲奶奶描繪從小成長的迪化街建築。奶奶介紹房屋三進的特色，正面街道的一進樓面是對外的商家，二進和三進則是自己的住家，三進還設有後門，方便進

---

1. Wald, J. (2008)。年長者臨床藝術治療。載於C. A. MacIchiodi（主編）**藝術治療心理專業者實務手冊**（頁321-336）（陸雅青、周怡君、林純如、張梅地、呂煦宗等 譯）。學富文化。（原著出版於2003年）

2. Magniant, R. (Ed.). (2004). *Art therapy with older adults: A sourcebook*. Charles C Thomas Publisher.

3. Johnson, C., Lahey, P., & Shore, A. (1992). An exploration of creative arts therapeutic group work on an Alzheimer's unit. *Arts in Psychotherapy, 19*, 269-277.

出。奶奶提到進與進之間設有天井，是他們孩童時期嬉戲以及洗衣服、曬衣服的地方（圖1）。如果沒有迪化商圈的文創產業興起，我們也沒有機會身臨其境，見證這段歷史。

3. 增進感官激發與整合

藝術創作是一個身心連結的歷程，包含多重感官的刺激與結合[4]。同時，各種感官刺激也與記憶相關。例如：面對色彩與形狀的視覺刺激、運筆或塑造等肢體的動作與韻律、接觸不同材質和媒材的觸感與氣味嗅覺，以及創造歷程中使用的口語聲音與節奏等等，都可能讓回憶湧現或是拼湊出特定經驗的記憶。各種感官的激發會刺激和活化大腦的不同區域[5]。特別是面對失智的長輩，他們可以從創作過程中獲得愉悅的感覺與知覺。有時候感官訊息能夠繞過認知的檢驗機制，讓他們可以運用仍然保有的感官功能，結合操作記憶，以增進表達、整合經驗[6]。

例如，我以前在美國工作的時候，時值美國國慶，我為中偏重度的失智長輩安排了創作活動。他們雖然已經無法描繪特定經驗，但對於國慶和國旗色彩的連結仍然很完整。因此，為了運用長輩仍然良好的身體動作和韻律，我請長輩選擇連結國慶的色彩，拿出事先準備好裝著濃度適中的顏料盒，讓長輩將彈珠放入各色的盒子裡搖動沾覆顏料，再請他們依照自己的喜好，選擇同時或是依序放入沾有顏色的彈珠，透過搖晃8開大小的塑膠盤，讓沾上顏色的彈珠在塑膠盤中的紙張上面滾動而留下紋路（圖2），也有些長輩因而連想到國慶煙火，再拿水彩筆揮灑畫出煙火。

4. 強化問題解決能力

藝術創作的過程給予我們許多機會，練習面對和處理生活中的各種狀態、挑戰與變化，以及練習接納不同的生命存在狀態。長輩在創作歷程中

需要做許多選擇，能夠促進長輩在生活中面臨困難考驗或挫折時，有能力
彈性因應，重新修正想法，並可以透過嘗試與練習，進而發展問題解決的
能力[7]。例如這位86歲的奶奶，原本用淺綠色畫好花瓶，之後發現瓶口畫太
高了，沒有空間可以畫花了。隨後她想到可以用較深的綠色，重新把瓶口
畫得比較低，並將原本的淺綠色轉變成花瓶的內層以及葉子（圖3）。

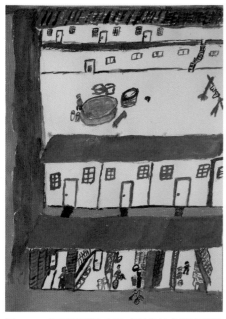

圖1：76 歲奶奶彩繪自己成長的迪化街商圈的三進建築特色。

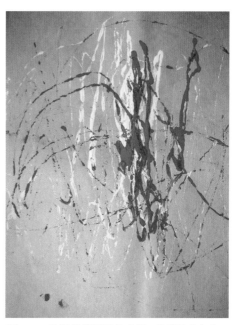

圖2：78 歲奶奶選用藍色底紙，滾動沾上紅色、藍色和白色的彈珠的國慶創作。

4. Jensen, S. (1997). Multiple pathways to self: A multisensory art experience. *Art Therapy: Journal of the American Art Therapy Association, 14*(3), 178-186.

5. Madori, L. L. (2007). *Therapeutic thematic arts programming for older adults.* Health Professions Press.

6. Kahn-Denis, K. (1997). Art therapy with geriatric dementia clients. *Art Therapy: Journal of the American Art Therapy Association, 14*(3), 194-199.

7. 同註1。

　　有時候，長輩透過觀點的轉換，找到問題解決的替代方案，而能夠更淡定地面對變化、跨越現實限制，在創作歷程和作品中，以創意來重新詮釋生命議題或重塑意義[8]。例如這位90歲、坐在輪椅上移動的奶奶，因為無法在弟弟忌日當天到他墳前上花，心裡感到難受。我和奶奶討論她弟弟喜歡什麼花，並請她將想送給弟弟的花束畫出來。奶奶在創作過程中意識到，自己感到的悲傷與自己身體狀態的衰退和限制有關。她也清楚意識到自己不久於人世，而決定將白色花束變成長在草地上的白色花叢，可以年年持續開花的陪伴著弟弟（圖4）。

5. 提升自我概念

　　老化和疾病會影響老人生理、心理和社會性，使之改變，長輩可能越來越缺乏控制感，而逐漸喪失自我價值感[9]。藝術創作可以成為賦能的歷程，提供長輩機會，讓長輩體驗自我探索、選擇和調適。過程中的練習和精熟可以讓長輩更有掌控感與自信，能夠完成作品也反映出長輩是具有生產力的個體，提供他們即時的回饋和成就感，進而增進正向的自我概念與自信心[10]。

　　例如一位78歲的奶奶，平時沒有創作的經驗，對於之前描繪的作品也不甚滿意，總覺得畫不像。當她聽見團體的創作主題是「最喜歡的花」，奶奶馬上說她不會。我拿著不同紙材，問她哪一種紙質和她喜歡的花最相似，她馬上指著蠟光色紙。經過我的鼓勵之後，奶奶嘗試了幾次用剪刀剪出花瓣，做出了自己喜歡的造型。稍後，她還和我討論怎麼讓花瓣更有立體感。最後當她完成她喜歡的茶花時，不僅獲得別人的讚賞，奶奶自己也覺得真的做得很棒而很有成就感，主動詢問能不能把花帶回家（圖5）。

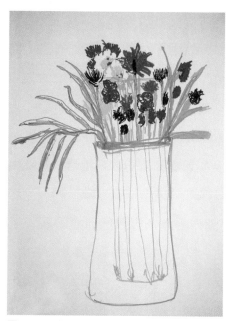

圖 3：86 歲的奶奶透過色彩的改變，解決了
原本瓶口過高的問題。

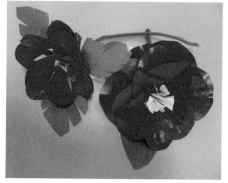

圖 5：78 歲奶奶使用色紙和毛根創作自己最
喜歡的茶花。

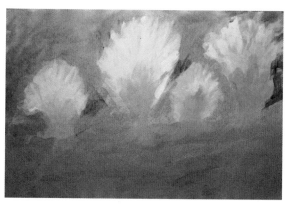

圖 4：90 歲奶奶彩繪給弟弟的長在草
地上的白花叢。

---

8. 蔡汶芳（2008）。瑞智學堂──藝術創作班。載於**失智症早期介入服務──瑞智學堂指引手冊**（頁47-
53）。社團法人台灣失智症協會。

9. Waller, D. (Ed.). (2002). *Arts therapies and progressive illness: Nameless dread.* Routledge.

10. 同註3。

6. 增進社交互動

　　不論在個別或是團體藝術治療中，都有機會進行人際互動和溝通。特別是在團體裡，成員可以建立友誼、拓展社交網路，獲得被團體接納的歸屬感[11]。每次創作之後，都有作品與創作經驗的分享，增進團體成員之間的相互討論與經驗交換，進而獲得普同感與同儕支持。同時，許多長輩會彼此給予支持與鼓勵，或是回應對方：「我也不知道怎麼做，我們一起來試試看。」都能激勵其他成員的參與。

　　有時候，治療師會透過團體的共同創作，創造視覺與口語的溝通機會，讓長輩透過討論產生一起創作的主題方向。例如一群患有輕度失智症的長輩，包括6位奶奶和1位爺爺，透過討論，決定帶著上次團體創作的人偶在紙上出國旅遊。他們共同合作，描繪出遊景色。為了確保大家可以順利回國，他們還很可愛的要求我拿出我前一次示範裝雙腳釘的人偶來負責開飛機（圖6）。

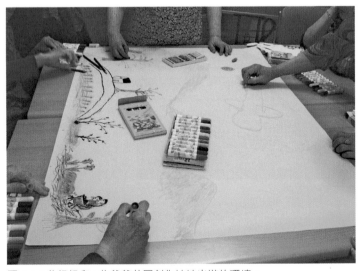

圖6：6位奶奶和1位爺爺共同創作娃娃出遊的環境。

老人個別藝術治療

　　老人個別藝術治療的樣貌多元、多變。原則上，不論是媒材或是創作活動，治療師都會依據長輩的選擇進行。只有當長輩暫時沒有想法，或是治療師覺得可以透過不同的、新的嘗試來擴展經驗和想法時，才會提供引導和建議。有些長輩喜歡使用水彩彩繪與心中感受相關的不同景色（圖7）。有些長輩在天氣好和身體狀態良好的時候，會直接到花園寫生（圖8），或是在房間裡描繪盆栽（圖9）。有些長輩會臨摹雜誌風景或畫冊的圖像，但畫面會停留在貼近自己的狀態（圖10）。有些長輩會主動（或是在引導下）選擇相關圖片貼在紙張上，在旁邊畫上自己的經驗，或是直接用彩色筆或簽字筆在喜歡的雜誌圖片上描繪過往的經驗（圖11）。也有長輩會彩繪自己思念的家人朋友，看著他們的照片回憶，畫出過往的時光（圖12）。也有長輩直接用畫筆描繪出個人的工作歷練（圖13）。當然還有許多不同的其他形式。而我發現最重要的是，他們在過程中所表達和連結的個人生命經驗。

　　接著，我想分享一個我的工作案例，給讀者們參考。當時我在美國的一間老人社區實習，剛剛開始藝術治療的服務工作。

　　我拿著督導給的長輩名單和房號，在二樓養護區的走道上，推著藝術媒材工作車。我正在想要從哪邊開始，詢問長輩是否有意願做一對一的藝術治療，就聽見了雪莉奶奶的呼喚：「有人嗎？」我環顧四周，沒有看見其他照護人員，於是走進她的房間。我發現她困在廁所內。我協助她從廁所出來後，她先謝謝我的幫忙，接著開始抱怨機構的工作人員，說什麼都

---

11. 同註1。

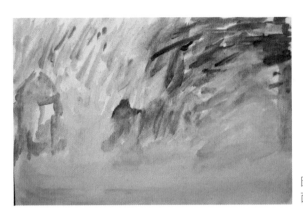

圖 7：90 歲奶奶使用水彩呈現如同畫
面天氣般煩悶且不愉快的心情。

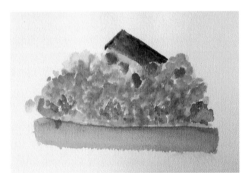

圖 8：78 歲奶奶使用水彩彩繪花圃一隅。

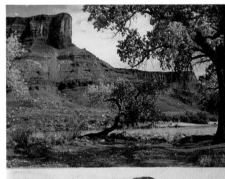

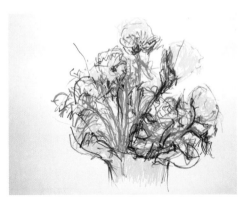

圖 9：83 歲奶奶使用彩色筆描繪房間裡的盆花。

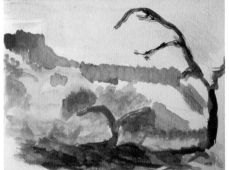

圖 10：77 歲奶奶使用水彩摹擬上方圖片，但
前景反映出自己感受到的孤寂感。

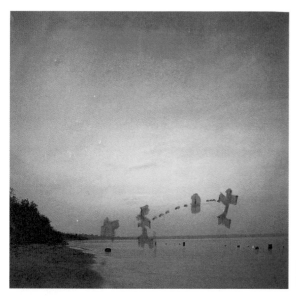

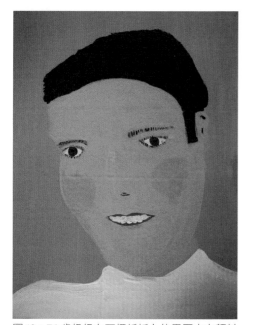

圖 11：89 歲奶奶在圖片上畫出自己小
時候和朋友、小狗在海邊玩球的經驗。

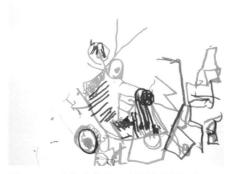

圖 13：76 歲的爺爺使用彩色筆描繪過去工作
中操作機械的自己。

圖 12：76 歲奶奶在瓦楞紙板上使用壓克力顏料
彩繪兒子肖像。

是由他們做決定，連自己想穿哪一件衣服都沒辦法選擇。在聆聽完她的抱怨後，我邀請她進行一對一的藝術治療，她表示願意嘗試新的體驗。

雪莉奶奶是一位90歲的白人女性，擁有碩士學位，退休前是處理文書的秘書。她患有輕度失智症、憂鬱症、高血壓、心律失常和嚴重肥胖症等疾病。由於她的雙腿無法支撐身體行走，所以通常坐在輪椅上。她多數時間具有定向感，但有時會混淆時間、地點和人。

接下來的一段期間，雪莉奶奶身體狀況不好，情緒也煩躁不安。督導跟我說，以前奶奶曾進去廁所，讓督導枯等了一個小時以上。她認為這位奶奶似乎有操弄人的傾向，建議我放棄這個個案，轉而詢問其他長輩的意願。由於奶奶曾表達正向的意願，所以我沒有放棄，持續每週去探望她、關心她。一個半月後，我們開始為期9個月、每週一次、每次50分鐘的個別藝術治療。

第一次療程，我介紹完媒材之後，雪莉奶奶從媒材車中選擇了水彩。她表示小時候曾經使用過。她選用一支2號的水彩筆，小心翼翼地在4開紙張的右下角畫了一個非常小的圖（圖14）。我觀察到她表情逐漸放鬆下來，似乎享受著創作的控制感。奶奶邊畫邊說，畫面中男孩喜歡女孩的故事。由於女孩的媽媽不喜歡男孩，所以他想爬樹，從窗戶進去女孩的房間，但卻失敗了。奶奶的故事似乎反映了生活缺乏希望，而作品中的微小圖像似乎也與她的悲傷情緒相關。因此，我設定治療目標是增進情緒的表達和抒發。

之後幾次，我建議奶奶選用大一點的筆刷，希望她能經驗到不受限縮的、流動的情緒，而更清楚地注意到控制感對她的重要性。這次她選用6號筆，畫出來的圖像更大一些（圖15）。她邊彩繪縫紉機邊告訴我，她以前

喜歡在工作之餘用縫紉機做衣服和窗簾。她雖然表示「沒有人能看得懂這是什麼」，卻似乎因為談論到過去裁縫的成就，而提升了自我價值感。

　　接著幾次的療程，雪莉奶奶常表現出困惑和混淆，會說和做一些與現實無關的事。同時她選用黑色的紙創作，或許也反映了她的心情。有一次，她先用彩色筆畫了一彎新月和兩枚六角星，接著又拿橘色的薄棉紙畫了另一彎新月，並用剪刀修剪下來，說應該把它們保存下來作為未來使用的模板。接著，她告訴我，她的狗會找到她的拖鞋，並要我從地上拿杯子裝水給狗喝。我說我沒有看見狗和水杯時，她說她不相信。我嘗試將她的焦點從狗轉回自己的身上，請她告訴我她正在做什麼。她說她將四個模板貼在紙張的右邊，拿起粉蠟筆在左邊畫樹，也指出靠近星星和月亮的地方，樹都變小了（圖16）。

圖14：雪莉奶奶用水彩彩繪的第一幅作品。

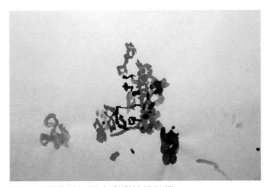

圖15：雪莉奶奶用水彩彩繪縫紉機。

　　下一次，奶奶選了一張狗的圖片，告訴我狗比貓更友善，是她最喜歡的動物了。她貼上狗的圖片之後，馬上拿紅色的彩色筆畫了一條鏈子，圈在狗的脖子上，然後又畫了一個小女孩。她用黑色彩色筆畫了一顆球給狗玩，還有黃色的陽光照在橘色的消防栓上。然後她在消防栓上畫了一個鉤子，說鎮上所有的狗都喜歡在消防栓旁尿尿。此時她告訴我，她要套上紫色的小外套，卻同時拿起紫色的筆，畫了紫色的鉤子（圖17）。奶奶談起自己養過一條大概5磅重的小狗，她中午從學校回到家，總是會帶著狗去散步15分鐘，並且餵牠。有一次，小狗沿著街道跑遠了，還好有鄰居幫忙帶牠回來。雖然奶奶最後談到小狗在她13歲時過世，奶奶的整體心情還是因為談到牠而顯得愉悅。

　　雪莉奶奶心情不好時，我會請她將她的感受表達在作品裡。剛開始，她使用黑色和灰色的粉蠟筆，畫在4開圖畫紙的右邊，隨著畫筆在紙張留下痕跡，她的情緒逐漸穩定和緩和下來。然後，她指著右邊的樹說：「這是個樹洞。」並表示自己有時候會像是躲在樹洞裡，如果能夠從裡面出來，就會感覺比較好。她自己說：「我需要一些綠色。」並在畫面左邊畫了另一棵造型和色彩更寫實、被風吹動的大樹。

　　奶奶在左上方畫了一隻藍色的鳥。她說：「鳥媽媽帶蟲回來餵小鳥了。妳咬蘋果的時候，裡面可能有蟲。鳥爸爸有時候不回家，因為牠去找自己喜歡的年輕女孩……如果妳是媽媽，給孩子一碗玉米片加牛奶當早餐，他們就不需要吃午餐了。只要讓他們睡午覺就好。」我詢問孩子喜歡什麼？奶奶回應：「我的孩子們喜歡吃各種莓果，草莓、藍莓都喜歡，也喜歡西瓜和哈密瓜。」我請奶奶看看自己的作品（圖18），重新聚焦。奶奶表示不喜歡右邊的樹，喜歡左邊在草地上的樹，並加上自己喜歡的橘色

百合、紅色小雛菊和藍帽花（blue bonnet），從談論鳥的混淆狀態中出來。

　　有一次，雪莉奶奶一開始就焦躁的告訴我，她的眼鏡不見了，也不知道自己怎麼了。她表示：「真希望我可以看得清楚。」我也找不到她的眼鏡，討論之後，她決定把東西畫大一點。她先畫左邊的樹，說道：「風太大了，我不喜歡。」接著在右邊畫了另一棵樹，右上角的人字形，中間是

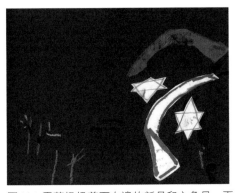

圖16：雪莉奶奶剪下右邊的新月和六角星，再以粉蠟筆畫左邊的樹。

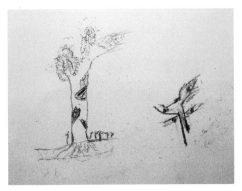

圖18　雪莉奶奶以粉蠟筆描繪右邊生氣的感受樹，以及接下來喜歡的左邊樹和花。

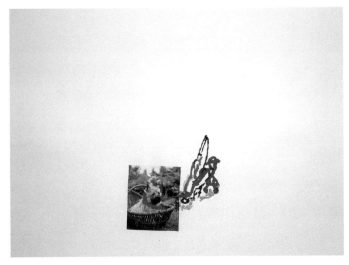

圖17　雪莉奶奶在貼上小狗的圖像後，以彩色筆描繪小女孩牽著被項圈套住的小狗和旁邊的消防栓。

學校，左右兩點分別是自己的家和藥局（圖19）。她回想起高中英文老師頭痛，需要阿斯匹靈，因為老師已經60幾歲了，所以要奶奶離開學校，去藥局幫她買藥。但是當天風勢很強，奶奶擔心媽媽而先回家看望她。媽媽比老師更老，已經快70歲了，而且在使用呼吸器。

奶奶表示想要把右邊的樹丟掉，因為「這棵樹看起來就像是我的感覺，這種糟透了、很疲累、頭痛又眼睛痛的感覺，我很不喜歡。」她又說：「今天真的不順。」她告訴我，她昨天因為擔心女兒身體不舒服而睡不著，幾乎整晚沒睡。她提醒自己要冷靜，快清晨了才入睡，因此覺得很累。

療程後期，奶奶的體力和精神狀態變差了，她都選擇事先剪好的動物圖片，貼在一本8開大小的空白內頁上，再用彩色筆簡單描繪圖像，寫下自己連結的感受，例如每到用餐時間都必須「耐心的等待」別人送餐，並期待食物還是溫熱的（圖20）。

最後一次見面，我們先回顧作品和整個療程。雪莉奶奶注意到自己作品反映出的各種情緒狀態，她表示：「人生無法事事如願，只能試著接受。」接著，奶奶拿鉛筆在紙張右邊描我的手的輪廓，再要我描她放在左邊的手。她說她會記得我們在一起的時光。奶奶自己拿橘色彩色筆沿著手的輪廓描繪，也要我一起這麼做，她也拿咖啡色的彩色筆畫指甲。雖然奶奶描著兩手交疊的輪廓，而將兩人的手指搞混了，但如她所說：「所有的記憶都不分妳我，都共同存在我們的掌心之間。」最後她拿鉛筆寫下：「到處看看，妳會發現妳給了我多少愛。（Look up and down, you will see how much love you gave me.）」（圖21）。

我們可以看見，過程中奶奶情緒和狀態的變動。她能表達出自己的憤怒、焦慮和困惑。雖然奶奶有時會感到混淆、有自我貶抑的想法和缺乏

價值感，但是，治療的環境讓她可以安全的表達她的想法和感受，釋放情緒。創作表達也引發過去記憶的連結，抵銷短期記憶衰退帶來的影響，後來則可以注意到她自我概念的提升。透過接觸藝術媒材和投入藝術創作，奶奶的注意力提升了，同時創作所發展出來的掌控感平衡了她生活中失控的感受，她可以做選擇、嘗試改變作品以及調整自己，並對於過去的成就和創作出來的作品感到自豪。

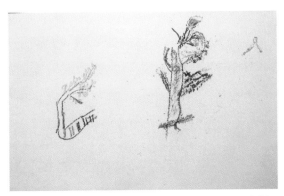

圖 19 雪莉奶奶以粉蠟筆描繪呈現自己感到糟透了的樹。

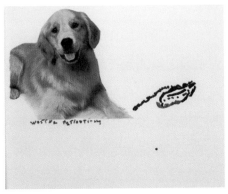

圖 20 雪莉奶奶選擇圖片貼上後，用彩色筆描繪食物和寫上耐心地等。

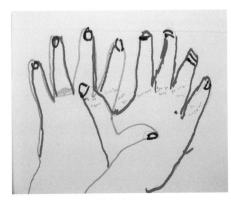

圖 21 雪莉奶奶給我的贈言。

📁 SOAP記錄

為了掌握療程的發展，個別工作時我習慣使用研究所學到的SOAP格式來記錄。SOAP包含：主觀描述（Subjective）、客觀觀察（Objective）、評估（Assessment）和計畫（Plan）四項。雖然在本質上，這個記錄方式是問題導向的，但如果治療師能同時觀察正向和負向的特質和行為，並將其轉換成長輩面臨的挑戰和困境，就能更好的協助他們因應和面對。因此，SOAP不失為簡單清楚的記錄方式。

1. 主觀描述：個案對自己或自己所面臨的狀態的主觀陳述，包括療程中和創作歷程中發生了什麼事情、認為是什麼因素造成的，以及這些經驗對個人生活的影響等等。例如：「我不會畫畫，但是我很樂意試試看。」、「這個實在太難了，妳都在考驗我們。」、「我實在太厲害了，沒有想到我可以做得這麼好。」、「人老了就要認老，不能造成孩子的困擾，他們怎麼說，我就怎麼做。」、「我這一生雖然很坎坷，但是我從不氣餒，努力堅持總是會找到方法。」……等等。

2. 客觀觀察：治療師對個案的客觀觀察，包含外觀、精神、情緒、一般性和創作性行為、人際互動，以及口語、非口語和創作的表達等等。例如：個案不斷嘆氣、顯得精神不濟、療程中段之後開始打瞌睡；個案心情良好且保持微笑，和前面幾次的表現不同，開始願意嘗試新的媒材；個案會先觀察別人、等別人先選擇媒材，雖然沒有馬上投入創作，但是在團體成員鼓勵之後，就能專注的創作；個案重複陳述和描繪同樣的內容，對自己有許多自我批判的語言……等等。

3. 評估：治療師針對前面的主觀描述和客觀觀察的內容，進行評估。

特別是針對個案如何回應狀態、對問題的反應和行為，以及在創作性歷程的回應和狀態，治療師據以評估問題與行為的成因和關聯。例如：個案的表情和口語陳述不一致，或是以第三人稱拉開距離去描述事件，缺乏個人情緒經驗的表達；個案理解抽象性概念時會有困難，因此影響了參與的意願和造成選擇的困難；個案展現出學習新事物的能力，並且可以連結過去相關的經驗……等等。

4. 計畫：治療師對於主觀描述、客觀觀察和評估的整體考量，主要是依據評估以擬定未來療程的計畫，包含是否延續原本的治療目標，或是需要如何調整，選擇運用什麼特定的媒材或操作形式才適合。計畫可能聚焦在下一次的療程，或是聚焦在未來採取的方式或步驟。例如：接下來要注意隨時整理桌面，以避免個案產生混淆和失焦的情形；未來可以使用水彩或是流動性的素材，協助個案釋放情緒，目前則先協助個案和創作建立關係，透過媒材的使用來表達情緒；可以使用藝術創作協助個案具體呈現內在的力量和外在的支持，協助他看見自己的資源；運用個案的作品，使之成為情緒的容器，觀察是否能減少個案的破壞性行為……等等。

以下，我將概要地討論我和一位88歲珍妮奶奶工作的療程，並分享這個案例對於我在藝術治療工作上的學習、意義以及一些感觸，做為本章的結語。

支持而非強迫接受

珍妮是一位白人女性，擁有碩士學位，是一位成功的職業婦女，育有一雙子女。她雖然患有輕度失智症和憂鬱症，但整體功能維持的相當好，

只有少數時間鬱鬱寡歡和缺乏動力。奶奶的父親是外交官，從小旅居世界各地。她印象最深刻和最喜歡的地方是南美洲厄瓜多的首都基多。基多靠近赤道，奶奶覺得高原景觀很迷人，四季如春，全年陽光普照（圖22）。在我和奶奶工作時，她丈夫已經去世10多年。療程每週一次、每次1小時，總共持續超過一年半。

在療程的前半段，珍妮奶奶投注心力在創作一本關於自己從小成長、經歷和家庭生活的圖文集。圖22是其中一頁。在奶奶住過的許多地方中，有一個可愛舒適、令她無法忘記的社區（圖23）。奶奶喜歡垂直擺放各種顏色的8開丹提紙，先以彩色筆勾勒輪廓和書寫，再以彩色鉛筆上色。過程中，我專注的聆聽，也透過提問、對話和討論，協助奶奶更貼近經驗地表達。完成後，奶奶很自豪，子女也都很喜歡，想要珍藏。他們以彩色影印的方式各自保留了一本，原作則被放在奶奶床邊，她自己可以隨時回溯過往，親友訪客來訪時也與他們分享。每當有新的回憶湧現，或是提到更多細節時，奶奶會在紙張背後記錄。

在治療中期以後，珍妮奶奶開始使用水彩彩繪。這個時期，她大多使用4開圖畫紙，因為奶奶不喜歡水彩紙上面的紋路。奶奶將紙張橫放，彩繪的主題時常是當季的風景（圖24），其中也有連結過去記憶的景觀，或是反映心情的景色。後來，奶奶覺得調色和控制水分的步驟很繁瑣，便又重新選用彩色筆描繪，但不再以彩色鉛筆上色。治療後期，奶奶在8開圖畫紙上描繪了一系列的自畫像。

有些自畫像和年齡相關，畫出了當時88歲的自己（圖25），或是隨著討論，描繪出最喜歡的18歲時的自己。當時因常年旅居國外，必須經由在家輔導與自學追補學習進度。在那段時間裡，許多決定都是珍妮與父母一

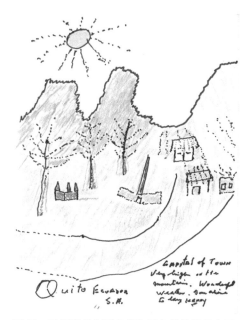

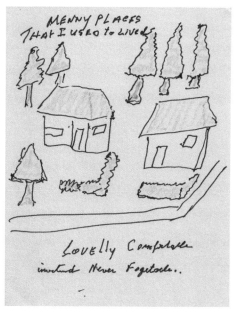

圖 22：珍妮奶奶以彩色筆和彩色鉛筆描繪自己
喜愛的出生地基多。

圖 23：珍妮奶奶以彩色筆和彩色鉛筆描繪自己
居住許多地方中其中一個可愛舒適的環境。

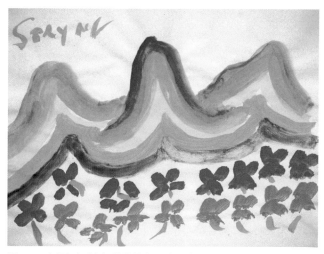

圖 24：珍妮奶奶以水彩彩繪春天的景色。

177

起討論後決定的，讓奶奶覺得受到尊重與支持（圖26）。有些自畫像和工作相關，例如在職場時，年輕、有活力且成功、有成就的自己（圖27），以及因為懷孕而剪短頭髮，改穿低酒杯跟鞋子的自己（圖28）。另外還有與老化疾病相關的經驗和感受的自畫像，例如時常感到悲傷的自己（圖29）、無法自理需要他人協助的自己（圖30），以及感到混亂的自己（圖31）。藝術創作像一面鏡子，映照出個案自我外在和內在的狀態。無論是喜悅、恐懼和擔憂的情緒，只要看見、表達和面對它，就有機會找到適合共處的方式，以及心境調適的可能。

結案當天，因為我們之前已經回顧過了早期和中期的作品，在整體歷程的討論後，主要聚焦在最後階段的自畫像。結束前，奶奶以彩色筆畫了三張畫送給我，她先畫了「快樂時光－妳和我」（圖32），再用花瓶和花來呈現自己在治療前（圖33）和治療期間（圖34）的狀態。雖然花一樣

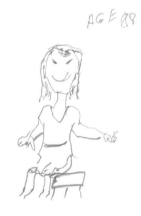

圖25：珍妮奶奶以彩色筆描繪 88 歲的自己，需要時常坐著休息。

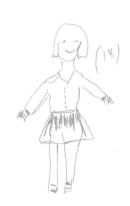

圖26：珍妮奶奶以彩色筆描繪最喜歡的年齡和當時的自己。

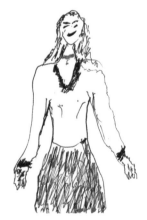

圖27：珍妮奶奶以彩色筆描繪自己工作時，自信和快樂的樣貌。

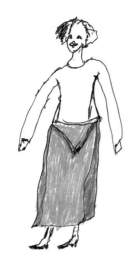

圖 28：珍妮奶奶以彩色筆描繪
自己懷孕的形象。

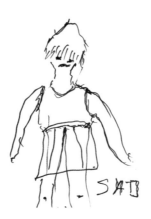

圖 29：珍妮奶奶以彩色筆
描繪感到悲傷的自己。

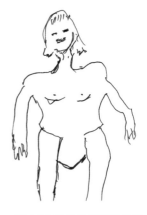

圖 30：珍妮奶奶以彩色筆
描繪無法自理洗澡的自己。

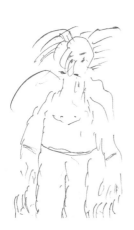

圖 31：珍妮奶奶以彩色筆描繪感到
混亂和困惑的自己。

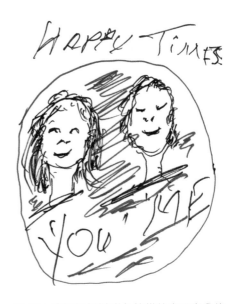

圖 32：珍妮奶奶以彩色筆描繪自己和我的
「快樂時光」。

都是枯萎和凋零的，正如奶奶所說：「自己真的老了。」但是治療後的花瓶，除了外觀較為平整之外，也被擺放在一個歪斜的桌子上，因為獲得了「支持」。這兩幅作品不僅鼓舞了當時的我，更成為我和老人工作時的重要提醒：「支持」是走入老人的世界與關係中，依照他們的現實定位和提供協助，而不是去矯正和自己不同的觀點。

我學習到，即便只是很短暫的時間，對於那些憂鬱和焦躁的長輩，藝術能夠舒緩焦慮、中介情緒的釋放。對於患有失智症的長者，藝術同時能夠增進表達語彙。對於健康的長者，藝術能夠給予機會，讓他們發揮創意、促進生命的自主性。藉由與各式不同創作媒材的互動，讓長輩們透過與藝術結合的靈感與創作，重返或再訪過往經驗中包含快樂、悲傷、痛苦……等等的重要時刻，讓每個人的心靈與內在世界更加完整。

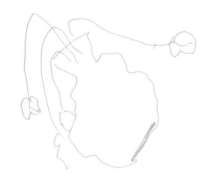

圖 33：珍妮奶奶以彩色筆描繪自己在治療前的狀態。

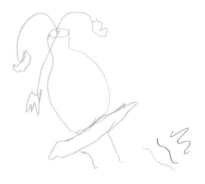

圖 34：珍妮奶奶以彩色筆描繪自己在療程期間的狀態。

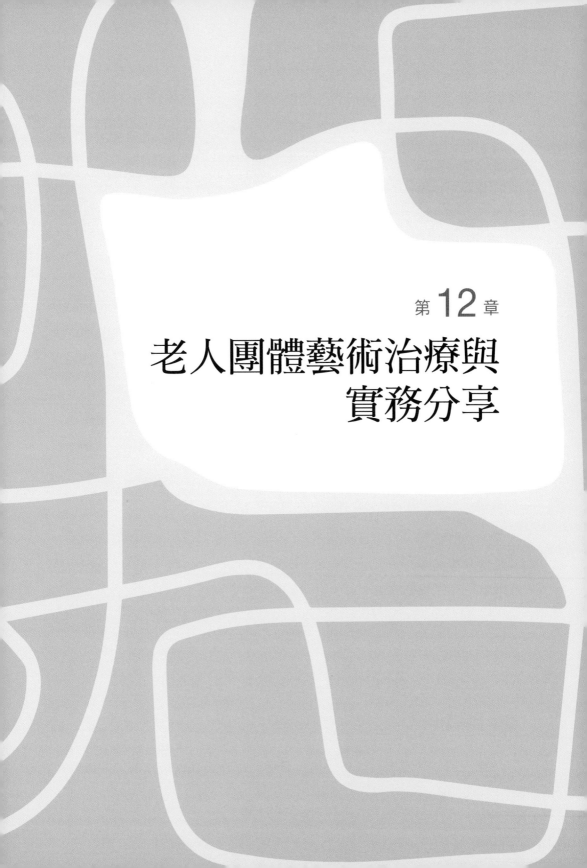

第12章

老人團體藝術治療與
實務分享

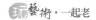

在老人藝術治療中，團體治療比個別治療更為普遍。在團體治療中，治療師能夠同時和多位團體成員一起工作，讓團體治療成為極具經濟效益的工作模式。並且，團體是社會的縮影，以及人際學習的場域[1]，團體進行中的「此時此地」所提供的特定機會，能夠促進人際層次的關係探索與成長，是團體治療的主要效益[2]。老人藝術治療團體不只是進行活動，以打發時間，或是讓長輩們有事可做而已，而是經由社交互動來促進長輩整體的身心健康，在團體中賦權給老人，更能維持與提升長輩的生活技能和品質[3]。

團體中有許多機會讓成員之間相互支持、協助彼此。成員因為與他人有類似的經驗，而產生自己並不孤單的感受。或是藉由給予彼此回饋和建議，關懷和協助他人，進而幫助了自己。一位長輩參與了社區輕度認知功能障礙的藝術治療團體，與大家分享，說她自從結婚後便開始困擾她的富貴手，居然在參與團體兩個月之後好了。我認為這是來自創作表達和社群支持的效益，讓她透過圖像和口語將埋藏在心裡的感受表達出來，並且被其他成員承接與認可。

Yalom歸納出了十一項團體療效因子，適切的體現出治療團體的效能。他的發現歷久彌新，可以作為設定團體目標時的重要參考概念。團體療效因子包含了：灌輸希望、普同感、傳達資訊、利他主義、原生家庭經驗的矯正、社交技巧的發展、行為模仿、人際學習、團體凝聚力、（情緒）宣洩和存在性因子[4]。

團體形式

藝術治療團體也有諸多形式，其中的工作室類型通常屬於開放性結

構，工作室中常態性的備有各式各樣的不同創作媒材，藝術治療師不會事先規劃方案或提供特定的創作活動，而是由主動前來參與創作的長輩，自主選擇想要嘗試或深入的藝術媒材與創作形式。治療師只在長輩遇到技巧上的困難與需求時，才提供適當的支持。

我以前在美國老人機構的工作經驗是每週一次、每次3小時的工作室團體型態。長輩在這3小時內可以自由進出，自主選擇單次或延續性的創作。有時候他們會帶來想復刻的相片和臨摹的圖片，或是透過翻閱畫冊、圖集尋求靈感。工作室中有各式不同的媒材，包含桌面和畫架的創作平面，也有空間擺放等待晾乾或是尚未完成的作品。團體中的人際互動是有機發生的，而不是治療師透過團體結構或是引導提問的方式促成結構性的交流。治療師可以清楚觀察到成員各自創作時的相互影響與協助，例如有人好奇的詢問如何做到某種特定的效果，於是有人分享自己的經驗和方法。

另外，這個機構的工作室也會每個月辦理單次性的藝術活動，或是每一季辦理連續四週、每週一次的短期藝術工作坊，讓長輩認識新的媒材以及學習新的創作技巧，例如心靈卡片的製作、陶藝的手拉胚製作或水彩渲染的技法，以豐富長輩創作的語彙和增進長輩的美感經驗。這樣的工作坊形式更突顯出藝術治療師身兼藝術教師和藝術家的兩個角色。當然，治療

1. Liebmann, M. (2013)。**藝術治療與團體工作：實例與活動**（賴念華 譯）。張老師文化。（原著出版於2004年）

2. Williams, W., & Tripp, T.（2018）。團體藝術治療。載於J. Rubin（主編）**藝術治療取向大全：理論與技術**（頁475-491）（陸雅青等 譯）。心理。（原著出版於2016年）

3. Patridge, E. (2019). *Art therapy with older adults: Connected and empowered.* Jessica Kingsley Publishers.

4. Yalom, I. D. (1985). *The theory and practice of group psychotherapy* (3rd ed.). Basic Books.

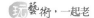

師仍然需要維持工作坊的時間、空間和媒材的治療架構，以及促進成員表達的重要性。可惜的是，因為需要持續投注經費以維持運作，工作坊的形式在臺灣相當少見。

多數的老人藝術治療團體採用特定主題的形式，其結構性更高。治療師依據成員狀態以及團體目標，事前即擬定好團體內容的方案與流程，透過聚焦在特定的主題上，可以降低團體進行可能面臨的種種困難。如同我在創作活動章節中討論過的，在有結構的治療方向下，藝術治療師必須著重在維持多樣性的可能和自主彈性的空間，同時仍保有創作表達的個別性。當大家共同圍繞著特定的主題時，治療師也需要能夠協助成員注意到團體中不一樣的觀點和想法。

團體歷程

團體中的成員在團體活動的歷程中，會經驗到聚合與分離。治療師必須注意成員在口語和視覺語彙之間如何切換與人溝通的模式，成員是否選擇口語陳述而不直接參與創作，或是相反地全心投入個人創作而避免人際口語的交流[5]。治療師也會依據團體中浮現的議題和長輩的需求，調整創作活動的主題和媒材，思考什麼目標和創作主題能夠連結團體成員，一起開始生命交流的旅程。

一般而言，主體性團體歷程包含暖身、藝術創作和分享討論三個部分。團體從成員到場的聚集開始，一起共同暖身。在初始的寒暄問候之後，有時候，成員會透過口語一起討論與主題相關的個人經驗，有時候則是透過肢體動作暖身，例如治療師帶領長輩活動肢體、活化手指，為油土

的操作做準備。治療師可以直接透過媒材基礎操作的方式和動作（圖1），或是可以提供與主題相關的視覺圖像、影音和物件等，以激發成員個人經驗的連結，促進長輩準備好，面對即將開始的創作活動。

接著，長輩各自投入藝術創作表達。過程中，成員可能會完全專注沉浸在自己的創作歷程裡面，他的注意力從團體轉移到自己的身上，也可能反覆游移在自己個人的創作天地以及空間中其他人的作品之間。此階段的溝通包含長輩與個人作品的內在對話，以及治療師和成員，以及成員與成員之間的提問、反饋和討論相關的人生和創作經驗。治療師尤其不能忽略

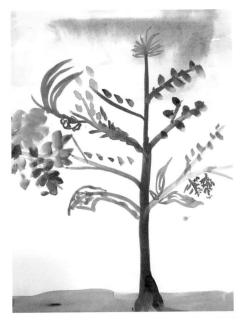

圖1：14位團體長輩們輪流嘗試使用水彩彩繪
樹枝、樹葉和太陽。

5. Case, C., & Dalley, T. (2017). **藝術治療手冊**（陸雅青、周怡君、王秀絨、蔡汶芳、林純如、許純瑋譯）。心理。（原著出版於2014年）

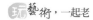

的是團體成員之間相互的影響和動力。

　　創作完成後，長輩又從個人的創作空間重新回到團體的人際空間，一同分享創作的內容與成果、討論經驗和感受，並找到彼此之間的連結。創作後的反思討論可以讓成員回歸自我，同時也融入團體。當個人經驗的表達在他人經驗中獲得呼應時，個人的感受就會更為鮮明。曾有一位奶奶捏塑了一隻母雞，分享時提到：「即使這麼多年都過去了，想到以前婆婆和小姑誤會自己偷吃雞蛋的事情，還是很不甘願，感到很委屈。」其他幾位奶奶則回應，母雞本來就會跑出雞舍，去其他地方下蛋。奶奶因此感到被人理解，同時也引發了其他奶奶紛紛分享自己以前在婆家被「苦毒（虐待）」的經驗。

團體工作

　　藝術治療師在團體開始之前，必須先釐清合作單位的期待是什麼，並依據自己的專業經驗評估並與合作單位溝通其可行性，或是需要調整哪些部分，與合作單位共同討論如何招募參與對象和篩選的條件。一旦招收了團體成員之後，治療師需要評估長輩背景資料，設定初期的治療目標。如果有協同領導者或志工參與，藝術治療師也必須先與他們充分溝通，以增進團隊的合作關係。治療師需要協助他們了解和支持藝術治療的進行和目標，以及應該如何在團體中與長輩互動。在我的經驗中，我需要時常提醒：**不要急著協助長輩完成作品，也不要對作品開玩笑。**

　　對於團體的形成和進行，藝術治療師需要考量團體成員在同質性中的個別差異，以及異質性中的相似性，並結合治療脈絡中的多重因素和面向

的關聯，設定目標時需要多方組織與取捨，尋求成員之間的最大公約數，以確定有效的團體治療目標。

在團體治療工作中，藝術創作能提供視覺層面的溝通互動，讓口語對話無法表達的面向浮現出來。作品的實體性也能為經驗定錨，讓經驗具體可見。治療師也可以促進團體成員透過不同形式的表達和討論，更自由地在單次或連續進行的歷程中，在口語、經驗和視覺意象之間移動[6]。

藝術治療師通常會強調個人真實創作表達的可貴，注重個別經驗的價值，而不會發表批評、貶抑、開玩笑的話語，讓長輩能夠在團體中感到安全，勇於開放、自在的表達自我。治療師並應該以建設性的意見，或是肯定個人美感偏好的選擇，促進長輩了解藝術創作的個人表達並沒有對與錯，以建立團體中的正向文化。

藝術治療師不強迫長輩，而是尊重長輩的意願，協助長輩與其他成員，並與創作建立關係。治療師特別要了解團體中一定有諸多不確定的特質，才能夠開放的隨時願意面對非預期的狀態。尤其在團體初期，治療師經常要準備好回應初次會面可能會面臨的問題和挑戰。例如：「我來這裡要做什麼？」、「我不會畫畫，我不適合參加。」、「我沒有讀過書、不會寫字，所以沒辦法。」或是「我不知道該畫什麼，妳告訴我要畫什麼。」要如何維持團體成員的專注力呢？治療師必須運用自己的觀察與創意，在個別成員的特性需求和團體目標的達成之間找到適合的平衡。

治療師提供的主題結構不能過度僵化，也必須忍受不斷被詢問，甚至質疑為什麼沒有提供範本的壓力，始終不放棄，堅持的協助長輩連結其內

---

6. 同註2。

在經驗。治療師不能便宜行事的提供範例讓長輩模仿，因此抑制了長輩的自我表達。藝術治療師要涵容成員的焦慮和困惑，不論是承接長輩認為治療師做的不夠，或是沒有考量他們需求與困擾等等批評，讓長輩個人的生命故事有足夠的空間逐漸展露出來。因此，治療師需要等待，觀察長輩的反應和互動，不急著給予建議和協助，並以簡單的口語邀請長輩嘗試，或是提供刺激和選擇，以引發長輩的興趣。例如畫出一條歪七扭八的長線，讓長輩在上面移動自己的筆和觀察線條。

團體中的個人差異可能帶來刺激或衝突，激發出不同的想法、記憶和意象，也可能拓展長輩的彈性和開放度，接納人生的複雜與未知。因此，治療師的引導方式必須因人、時、地而加以調整改變。如果想要有效引導長輩，讓他們願意動手創作，首先，治療師要考量長輩的功能，設計出操作難易度適中，且能引發高度興趣的方案，以提供成功的創作經驗。

當成員重複出現同一種動作，表情顯得猶疑、不知所措時，治療師可以適時詢問他想要做什麼，協助長輩運用口語描述，讓想法視覺化，或是共同討論對創作的不滿意之處，尋找改進的方法。必要時，治療師可以給予建設性的技巧建議，並與成員在同一水平視角觀看作品，或是將作品立起來欣賞，適時安撫長輩的情緒。

隨著團體的進展，當長輩能夠敞開心胸，坦然的彼此談起個人的自身經歷或傷心往事時，團體便能夠提供處理失落和生命經驗的機會。治療師不需要知道所有問題的答案，在思考如何回應時，也可以把問題拋給其他的團體成員。他們的人生智慧常常能夠激盪出不同的因應之道，或是給予團體成員支持與鼓勵。我也發現，幽默感和彈性能夠讓我們更開放地接受困難與挑戰，能夠在面對苦難與傷痛時不陷入絕望。因此，團體後期的結

案準備非常重要，治療師要能夠提供處理分離經驗和道別的機會。

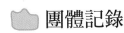 團體記錄

團體記錄的內容包含團體基本資料、團體歷程、團體動力、團體成員個別狀態、特殊事件以及未來注意事項等。團體歷程記錄包括暖身、創作活動、分享討論、結束的整體流程和使用時間。

團體動力是記錄團體成員與帶領者、成員彼此之間，以及和環境之間的互動與溝通，以及團體的氛圍與影響。例如，成員A表達畫圖太困難，拒絕嘗試之後，成員B與C出聲附和，並放下本來已經拿起的筆。成員D默默地停下已經開始的創作，成員E持續地描繪自己的作品。或是成員F談起伴侶的離世，忍不住落淚，成員B馬上拿面紙給他，團體的氣氛變得沉重，沒有人接話，直到成員G打破沉默，說出自己如何調適和度過沒有伴侶的生活，成員E也接著回饋支持成員F，團體的凝聚力逐漸提升。

對成員個別狀態的簡要描述，需要包含對成員的觀察以及評估。例如，周奶奶無法忘卻過去被共產黨抄家，一家人離散的傷痛，哽咽地表示：「記憶力這麼好要做什麼？」聽了程爺爺的安慰話語之後泣不成聲。冷靜下來後，周奶奶主動拿起筆畫出回不去的兒時的家；金爺爺在創作過程中數度停頓，反覆表示：「我沒有藝術細胞。」但是在治療師引導下，又能重新投入創作。藝術治療團體記錄表，可參考**附錄一**。

另外，我自己也發展了一個可以記錄藝術治療團體中個別成員的表格（見**附錄二**）。表格中包含參與、社交與行為、情緒與表情、認知能力、注意力、創作特質等6大項以及條例式選項。透過勾選不同的項目，能夠清

楚看見長輩在團體治療歷程中是否有任何的變化。如果長輩在單次團體歷程中的同一項目有所改變，我就會使用註記取代勾選，用I（initial）代表團體開始、M（middle）代表團體中間，以及E（end）代表團體後段。有時候也會以分數來呈現，例如，有1/3的時間感到焦躁不安。

以下分享一個總共8週、每週一次、每次一個半小時（9:30-11:00）的團體。這個團體招募居住在國宅65歲以上的社區長者，健康和認知良好。此社區有接近七成的居民都是獨居長者，且多數缺乏生活照顧資源和社會支持網路。團體最後招收了8位成員，包含7位男性和1位女性，年齡跨越77歲到90歲。其中有5位是榮民。由於使用的團體空間較為狹小凌亂，討論後，我們透過掛長布幔來區隔團體空間和後方儲藏的雜物擺設。團體的討論聚焦在歷程中的互動與討論。以下所述長輩的姓氏已變更，以維護保密性原則。

第一次團體的目標是促進長輩和其他成員以及創作建立關係，運用圓形標籤貼紙作為評估和表達的方式。7位出席成員中，84歲的羅爺爺會主動發言，連接同色圓點時曾搞錯顏色，但馬上發現並更正。分享作品時，他以揶揄和負面的口吻敘述自己的作品是殘花敗柳的「花」。當梅爺爺稱讚其作品時，他表現出開心的樣子。

85歲的梅爺爺給大家看他的作品（圖2），但是沒有說話。我詢問大家看見什麼時，羅爺爺和84歲的陳爺爺回應看起來像是馬，導致梅爺爺臉一沉，並說自己的作品是一隻鹿。我開玩笑地回應，兩位爺爺真的是「指鹿為馬」，緩和了原本尷尬的氣氛，梅爺爺也笑逐顏開。陳爺爺容易滔滔不絕地說話，需要我適時的打斷。他的作品是擅長預言足球賽勝負，當時剛剛去世的「章魚哥」。

　　81歲吳爺爺的情緒浮動且顯露出不耐煩，他有認知的困難，一度中斷創作，在我鼓勵之後才繼續。77歲的鄭爺爺帶著自信的神情介紹自己是日本人時，77歲的秦爺爺馬上臉色一沉，表示自己的家就是被日本人燒毀的。接下來，雙方沒有任何互動。鄭爺爺認為自己的作品只是呈現顏色而沒有任何意義。秦爺爺較為遲疑的投入創作，我需要確認他是否理解主題任務，並引導他重新聚焦，創作了「山與道路」。

　　團體中唯一的女性成員是80歲的江奶奶，全程都相當沉默，接收指令良好，且有自己想法，創作了「春天」。團體結束後的工作討論中，大家認為她的座位適合安排在女性的帶領者或是協同帶領者的旁邊，以增加她的安全感。

　　團體結束後，羅爺爺對團體協同帶領者的承辦社工表示，他近日準備娶妻，會非常忙碌，且對藝術實在沒有興趣，不想浪費時間，以後不會再參加了。團體流失了一名成員。

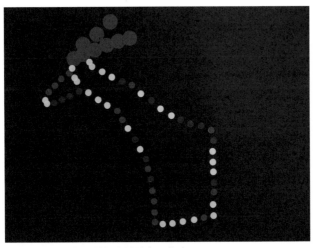

圖2：梅爺爺使用彩色貼紙貼出一隻鹿。

　　第二次團體的主題是人生長河，目標是透過生命回顧，增進對過去生命的接納。有5位長輩出席。團體開始之前，我先請陳爺爺向上週缺席的90歲黃爺爺介紹上次的團體活動。兩人開始聊天。吳爺爺在我說明團體主題後，立即表示10點有事，需要先行離開。創作過程中，黃爺爺曾一度停頓，並表達「我沒有藝術細胞」，在支持鼓勵後能繼續創作。他分享大學時念的是財經，也做過許多工作，有過3段婚姻。第一任妻子在文革時，因受到清算鬥爭而自殺。因此，黃爺爺認為「人生就是在苦難中成長、逆境裡求生存。」梅爺爺回應，以後好事會跟著來，可以繼續往100歲邁進，讓黃爺爺展露笑容。

　　秦爺爺一開始認為往事不堪回首而對創作有些抗拒。他也提到以前想學畫畫卻被家人阻止。我們告訴他，也可以用寫字呈現，並加以引導。秦爺爺於是開始著手描繪道路，分享了他10歲時，家鄉和村子被日本人燒了幾十里，直到20多歲生活都非常顛簸。秦爺爺和梅爺爺兩人相互分享畫作，彼此安慰，提出預防老化的方式，例如多看書。梅爺爺花了一些時間思考才開始創作，分享時則談到自己記憶力衰退。在引導下，他談及40多歲時曾擔任外商公司的採買。那是他的人生高峰，目前的興趣是攝影並收集相機。之後，他變得較為主動和正向，表示自己沒有不良嗜好、身體狀況也不錯。

　　江奶奶描繪了自己以前在鄉下躲警報的經驗，表示鄉下有雞、貓和狗，且糧食豐富。當我詢問她印象最深刻的是什麼事，她表示民國85年到94年之間，擔任志工時很開心。陳爺爺專注的創作，分享自己幼時生活的苦難，自6、7歲起，就要上山砍柴。他認為自己受到母親的影響，相信做人要誠實、不做壞事。他對自己教養子女時不會罵三字經感到欣慰（見第

10章圖5）。江奶奶回應：「先苦後甘、感謝老天。」陳爺爺微笑回應：「孩子、孫子都大了。」但梅爺爺拍手示意讓他結束分享。

第三次團體的主題是花的世界（一），目標是增進生活經驗的連結、社交互動與分享。有5位長輩出席。我說明活動主題之後，吳爺爺表示這是女生做的，不願意動手。我請他先選擇做花瓶的紙捲尺寸，他重申不會做女孩子的東西，並表示沒有意願參與後續團體而離開。

江奶奶專注、快速的投入，過程中有幾次表示「很好玩」。她分享自己創作了康乃馨和杜鵑花，認為花很自然且有各自的美。陳爺爺則不斷詢問：「這樣可不可以？」也曾自嘲自己像是「幼稚園小班」。當我回應他，剪花形的動作越來越順手了，而且這是從無到有的創作，他可以接受肯定。鄭爺爺和梅爺爺都先思考了一段時間才開始創作。鄭爺爺創作向日葵，因為和人一樣，晚上睡覺、白天開花。梅爺爺表示有人觀看時會覺得緊張。他先用筆在紙上勾勒出花形才開始裁剪。分享時，他表示自己的花是新品種，所以會四不像。

成員間的互動增加了。創作過程中，鄭爺爺和梅爺爺雖然較少有對話，但會協助彼此拿取所需的紙張。江奶奶和陳爺爺時有互動，也會彼此稱讚，梅爺爺稱讚江奶奶的花是金牌。江奶奶回應鄭爺爺的向日葵很像，陳爺爺和江奶奶都稱讚梅爺爺的花。團體結束後，承辦社工確認吳爺爺不會再來，我們流失了第二位成員。

第四次團體主題是花的世界（二），目標是增進自主性、提升自我概念、連結生命的美好。有4位長輩出席。江奶奶的主動性提高了，詢問我有沒有去選舉、受過什麼訓練、團體還有幾次？她和陳爺爺時常聊天，兩人也一同稱讚梅爺爺的作品很漂亮。奶奶指出陳爺爺作品用色很不錯，陳爺

爺和梅爺爺都稱讚奶奶作品很美，梅爺爺認為這方面女生能力就是比男生好，我澄清各自有不同的特色。

鄭爺爺則較為安靜，但會觀察團體狀況。他有計劃地逐步創作，分享時表示一直對藝術很感興趣，認為能夠想做什麼就做什麼以及追求美是生命中最美的事（圖3）。他的花瓶上有個十字架，讓江奶奶想到紅十字會、梅爺爺想到大主教。

梅爺爺直接在紙捲上構圖，因為喜歡遊山玩水而描繪了山水景色，並對自己畫的鳥感到滿意。他畫完花瓶後還有空餘時間，又主動做了三朵花（圖4）。分享時，爺爺表示喜歡假花，因為假花可以永遠存在。他也提及自己的興趣，以及一絲不苟、要求完美的性格。江奶奶也是馬上投入花瓶創作，用拼貼和纏繞毛線的方式裝飾花瓶（圖5）。分享時，她表示喜歡親近大自然，這是生命中最美的事。陳爺爺專注地拼貼了青天白日滿地紅（圖6），有疑問時也會主動提問。分享時，他表示自己生命中沒什麼美好的事物，但是經過引導討論之後，他轉而表示愛國對自己是非常重要的。

第五次團體的主題是喜愛的食物，目標是促進生活經驗的連結和表達、增進社交互動。有5位長輩出席。團體開始前，陳爺爺、梅爺爺和鄭爺爺先討論記憶力不好的現象。接著，黃爺爺也加入討論長壽和安樂死的議題。團體進行中的互動持續增加。黃爺爺讚美梅爺爺的香蕉和陳爺爺的辣椒，表示都畫得很像，陳爺爺則稱讚江奶奶的辣椒很像。當梅爺爺看向黃爺爺的作品時，黃爺爺也主動介紹，此時鄭爺爺也主動給予回應。黃爺爺和陳爺爺都讚許梅爺爺做的羊頭很漂亮。

成員主動討論不同食材、是否下廚和喜歡的主食（飯、麵），尤其在討論辣椒時反應最熱烈。黃爺爺說到以前喜歡吃辣椒，現在因為年紀大、

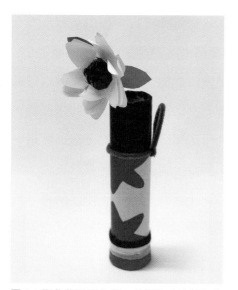

圖3：鄭爺爺運用色紙、毛根和毛線創作的
向日葵。

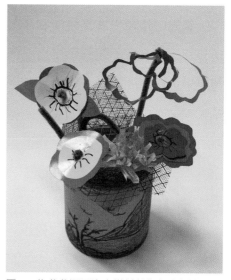

圖4：梅爺爺運用複合媒材創作各式各樣的花。

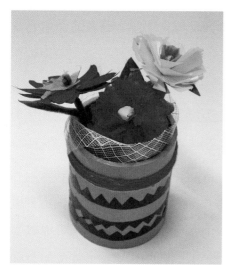

圖5：江奶奶運用複合媒材創作的瓶花。

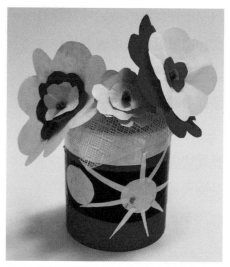

圖6：陳爺爺拼貼青天白日滿地紅裝飾花瓶。

身體不好才不吃了。討論食物時，大家都非常有現實感。鄭爺爺提及生食概念時，梅爺爺表示同意，但兩位對於小便有泡沫的現象有不同的見解。

黃爺爺快速捏塑蔥油餅，和我討論之後，又加上綠色蔥花。他看見鄭爺爺的肉包外型後，調整了自己的小籠包。當梅爺爺詢問他做的蓮霧時，他表示也可以改成洋菇。他表示，自己的作品都是象徵性的。他雖然是南方人，但是當兵時都駐紮在北方，經常吃麵食。他談到哪裡可以買到他喜歡的好吃蔥油餅，小籠包內餡、湯圓的口味（芝麻、花生）、洋菇可以炒肉、豌豆營養價值高等等（圖7）。雖然他中間請假，這是他第二次參與團體，但是融入佳，且主動與人互動。

這次，鄭爺爺思考時間較短，認真仔細，並且著重細節的創作。肉包的創作是採用實品製作方式，包有內餡。他表示自己曾在日本賣肉包，是日本中式肉包的始祖。他喜歡生吃檸檬，喜歡酸酸的味道，也喜歡可以久放的牛番茄（圖8）。創作時，梅爺爺需要取用瓦楞板，鄭爺爺想要協助他，他卻反應冷淡地自行拿取。分享時表示自己「雖然是中國人，卻有一個外國胃。」他早餐喜歡喝冰豆漿，搭配麵包和果醬，平時吃飯則喜歡搭配橘子水和柳橙汁。他喜歡香蕉，卻因為腎臟不好而不能多吃，並表示羊頭是「廢物利用」製成的（圖9）。

陳爺爺注意到，在桌面上捏整油土之後，要拿起時油土很容易破損，於是變通地放在手中捏製。他分享自己每餐都吃辣椒，喜歡番茄炒蛋，以及無論是紅燒或涼拌，茄子都很好吃（圖10）。他的三餐中，早餐喝牛奶，午餐一定吃飯，晚餐則搭配饅頭或麵包。江奶奶一直認真專注的創作，因為作品黏在桌面上，拿起時有破損，而反覆重新捏製。她沒有和其他人互動，直到完成創作之後，才開始欣賞和讚揚其他成員的作品。她分

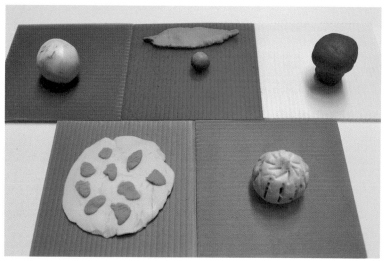

圖7：黃爺爺以油土捏塑喜愛吃的蔥油餅、小籠包、洋菇、湯圓與豌豆。

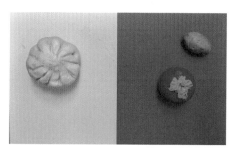

圖8：鄭爺爺使用油土捏塑肉包及喜愛吃的檸檬和牛番茄。

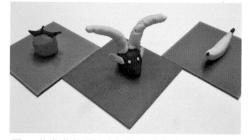

圖9：梅爺爺使用油土捏塑喜愛吃的香蕉、橘子，並將剩土捏成羊頭。

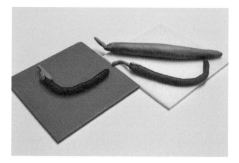

圖10：陳爺爺使用油土捏塑喜愛吃的雙色辣椒和茄子。

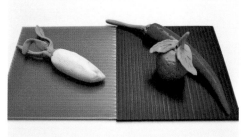

圖11：江奶奶使用油土捏塑愛吃的芭樂、蘿蔔和辣椒。

享自己創作的芭樂對心臟好，尤其是紅心芭樂，而蘿蔔可以拿來煮湯、涼拌，發酵之後會更好吃（圖11）。

第六次團體的主題是情緒與我，目標是增進自我情緒的覺察、抒發與表達，連結情緒與生活事件，增進社交互動。有5位成員出席。大家透過自己選擇的四種情緒表情，描繪和拼貼連結的圖片。成員們主動討論生病的感覺和所產生的情緒。大家分享各自對於生氣的因應之道。梅爺爺提及曾想不開要自殺，陳爺爺馬上回應：「受到打擊難免會這樣，但可以找朋友聊聊。」鄭爺爺也回應：「不要想過去、要懂得放下。」

過程中，陳爺爺會不時地瞄奶奶的作品，奶奶則是在陳爺爺完成作品時直接拿起來端看。黃爺爺也不時分享自己**難過**時會躲在家裡傷心；**最快樂**的事是過恬靜的生活；**生氣**的事通常和家庭生活相關，解決之道是走向大自然、散散心；**平時**應保持感恩、惜福的心，並笑口常開（圖12）。

鄭爺爺創作的自主性高，但描繪「難過」時深思了一會兒。他表示看手機和旅遊時**最快樂**；面對**憤怒**的最佳方法是不要去想，暫時與引發憤怒的人事物分開一下；感到**悲哀**時，睡覺最好，才不會一直卡著；**悠閒**放輕鬆的方法是喝酒、抽煙和踏青（圖13）。

梅爺爺原本只有描繪表情圖像，和我討論之後加上了文字。他接著以拼貼呈現，表示自己只會**想念媽媽**，覺得圖片裡的人跟媽媽年輕時很像；**喜歡**旅遊和照相；看見沒有見過的風景會**驚喜**；看見車站的照片會**想去**旅行（圖14）。爺爺表示，要找到志同道合的朋友很難，在國宅住了30年也沒遇到一個，但是在團體中能夠安全的表達自殺的意念和寂寞的感受。

陳爺爺畫的四個表情都在畫面左邊，創作過程中曾將彩色筆和口紅膠弄混了。分享時，他表示出去旅遊**最開心**；想到前妻講話刺激他，就會**生**

氣；**最喜愛**房屋靠近大自然（圖15）。創作時，江奶奶常常詢問我圖片的
內容是什麼。她對於圖像空間旋轉的彈性較低，需要將圖片轉成正面才能
了解內容。她挑選了許多食物和小狗的圖片。分享時，她表示**喜歡**安靜；
憤怒時會吃東西；**難過**時會和朋友出去走走，也會透過唱歌、聽歌和看花
等方式面對不同的情緒（圖16）。

第七次團體主題是魔毯，目標是增進自我需求的覺察、與生活環境的
關係以及社交互動。有5位成員參與。過程中，陳爺爺、黃爺爺和秦爺爺三

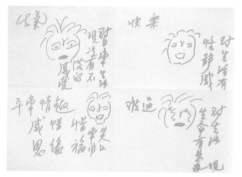

圖12：黃爺爺使用彩色筆描繪 4 種情緒的表情。

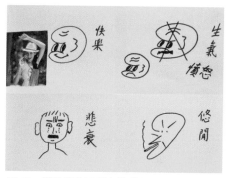

圖13：鄭爺爺使用彩色筆描繪 4 種情緒表情。

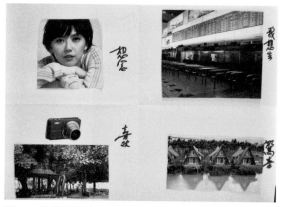

圖14：梅爺爺拼貼 4 種情緒的連結圖片。

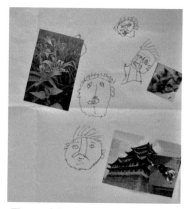

圖15：陳爺爺使用 4 種不同表情與
拼貼連結圖片的局部圖。

人互動頻繁，談及家鄉、年紀和政治議題，也都讚美奶奶的魔毯很漂亮。秦爺爺表示不會寫「潸」字時，大家一起集思廣益討論。陳爺爺讚許鄭爺爺的作品是真正的魔毯。奶奶稱讚黃爺爺字跡漂亮，有寫書法的樣子，團體結束時還主動詢問他住在幾樓。

　　鄭爺爺事先已經表示自己有事，會遲到。雖然他遲到了50分鐘，但是一來便馬上投入創作。分享時，他自豪的表示自己的作品是真正的魔毯，

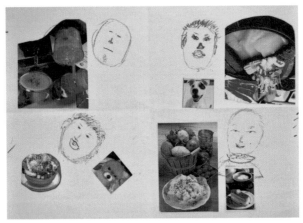

圖16：江奶奶使用彩色筆描繪 4 種表情與拼貼連結的圖片。

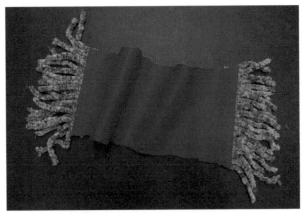

圖17：鄭爺爺使用不織布和毛線製作的魔毯。

想要飛上天，忘掉過去的不如意，重新開始（圖17）。他表示想題字，但還沒有想出來要提什麼字。奶奶建議：「忘記過去，飛向標竿。」黃爺爺建議：「把過去埋藏，把未來丟開，緊握住現在。」鄭爺爺覺得句句打入了心坎。

秦爺爺一開始坐著發呆和觀察別人，經過引導之後，開始自主性的剪毛線貼在不織布上面。他的操作精確性很高。他的題字是：「念天地之悠悠，獨滄然而淚下。」分享時，他表示想坐著魔毯去找七仙女結婚，因為七仙女最美好。陳爺爺回應七仙女最有意思，但秦爺爺表示是開玩笑的，不可能發生。陳爺爺先用筆畫圖，再將左右兩側剪成鋸齒狀。他本來還想要繼續剪上下兩邊，但是採納了奶奶的意見而作罷。分享時，他表示想去有山有水的地方玩，本來要畫鳥，卻畫得像恐龍。

奶奶將不織布對折，剪成自己想要的形狀，再以鋸齒剪刀修剪外圍，內部畫圖和貼金蔥球。她還記得之前黏貼毛線會黏手，這次選擇以較不麻煩的方式創作。分享時，她表示想去大自然的世外桃源。黃爺爺創作速度快，直接在不織布上畫了睡覺中的兩個人，題字：「九霄雲外、高枕而臥。」分享時，他表示句子雖然簡單，卻意義深遠，尤其現在世態炎涼，他希望自己能夠飛到九霄雲外，避開浮生亂世。

第八次團體主題是自我象徵物，目標為藉由創作整合自我期待、增進自我面對問題和調整狀態、增進社交互動。團體開始前，梅爺爺和黃爺爺談論家庭、健康和記憶力等問題。6位長輩使用複合媒材創作。創作過程中，陳爺爺和秦爺爺稱讚黃爺爺的樹很像，江奶奶則說很漂亮。陳爺爺和江奶奶稱讚鄭爺爺的聖誕樹很漂亮。江奶奶也稱讚梅爺爺的雞很像，尤其是嘴很尖，黃爺爺也應聲附和。回顧團體歷程和作品時，他們也能彼此回

饋。例如，陳爺爺和鄭爺爺都稱讚梅爺爺的花瓶很好，成員們也回饋他的香蕉很像，奶奶甚至說看了就想吃。江奶奶的花得到大家的一致好評。

黃爺爺主動表示要做樹，但不確定如何將樹立起來。在我協助下完成後，他以油漆筆畫上土，並開始增加樹葉。分享時，他表示作品代表老當益壯、人老心不老（圖18）。陳爺爺在瓦楞板上打洞並穿入毛根，要穿成數字100以慶祝中華民國建國百年（圖19）。江奶奶詢問陳爺爺，以前是拿槍的阿兵哥嗎？他回應是在兵工廠做事。鄭爺爺表示對陳爺爺能夠一家來臺表示羨慕，黃爺爺則詢問其他家人是否健在，並回饋其作品為國家慶祝，意義深遠。

秦爺爺先思考了一段時間，也觀察了陳爺爺和梅爺爺的作品。創作過程中，秦爺爺曾嘆了一口氣，黃爺爺馬上鼓勵他不要嘆氣。秦爺爺創作了盪鞦韆之後，和黃爺爺與梅爺爺討論自己的鞦韆像不像。他自己覺得只有三分像，因為比例沒有抓好。之後他又覺得底板顏色不適合，改成青綠色（圖20）。過程中，他看著作品發笑，似乎是想到了開心的回憶。他拿另一片PP板，寫下宋代程顥《春日偶成》「雲淡風輕近午天，傍花隨柳過前川。時人不識余心樂，將謂偷閒學少年。」分享時，他唸了出來，黃爺爺馬上回應，這是千家詩中的一首。秦爺爺說，自己是看到U型毛根才想到做盪鞦韆。他已經忘記了是自己把毛根折成U型的。

江奶奶使用多色毛根纏繞成圈圈，再加上毛根圍繞。分享時，她表示自己的作品是花圃，但還沒有種滿花（圖21）。鄭爺爺想做聖誕樹應景，但不知如何把樹立起來。我和他討論後，協助他在紙上打了8個洞，開始纏繞聖誕樹（圖22）。梅爺爺思考之後，拿毛根折成公雞，將底板打洞，以白色毛根固定。分享時，他表示公雞抬頭挺胸，代表男性（圖23）。

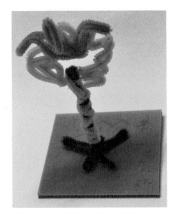

圖18：唐爺爺使用毛根創作自我象徵的樹。

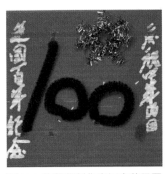

圖19：陳爺爺創作慶祝中華民國建國百年。

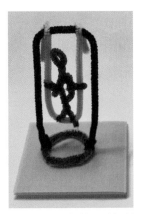

圖20：秦爺爺使用毛根創作盪鞦韆的自己。

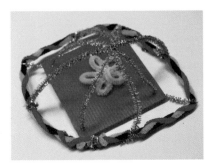

圖21：江奶奶使用毛根創作的花圃。

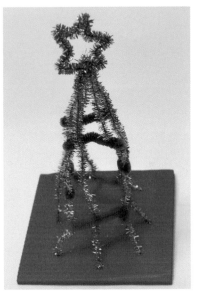

圖22：鄭爺爺使用毛根創作的聖誕樹。

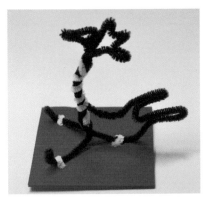

圖23：梅爺爺使用毛根創作自我象徵的公雞。

　　最後是成員的回饋。陳爺爺先感謝我和協同領導者，給予他的指導和協助訓練頭腦。他流淚表示，搬來這裡一年了，以前都沒有遇過像這個小組一樣，讓人溫暖和感動的人。黃爺爺提到藝術是文化的一部分，表示和小組成員們相處，感覺年輕了許多。他也談及人生高潮迭起，要看淡薄點。梅爺爺也表示自己感到年輕多了，自信的說自己的香蕉做得很像。鄭爺爺道謝，並提及如果沒有工作人員的創意，自己無法做出如此的作品。江奶奶也稱讚工作人員的用心。當我開玩笑問，團體結束後大家出門會不會又好像不認識了，奶奶表示大家都是同學，鄭爺爺表示當然會打招呼。

　　藝術創作表達具有統整性與連結性，我們可以透過「看」而知曉，也透過「畫」而明白。治療師透過藝術和創意，促進長輩的身心健康、感官功能、行為和社交技巧[7]。這8次的團體藝術創作活動中，雖然流失了兩位團體成員，只有4位長輩穩定出席，其他成員則經常請假，但團體動力反映出成員逐漸開放地分享過去的經歷與經驗、享受參與的樂趣、獲得成就感，以及提升人際的互動和支持，特別是互相讚美和分享人生理念和保健資訊。

　　團體成員自信心和生活滿意度的提升、問題解決能力和創意的提升，能增加普同感和歸屬感[8]。藝術創作提供新的視野和觀點，並創造出更多的想像空間，促進成員拓展心理健康和內心的靈活性，而能夠更獨立、自主與具有彈性。

---

7. Weisberg, N., & Wilder, R. (2001). *Expressive arts with elders: A resource*. Jessica Kingsley Publishers.

8. Flood, M., & Phillips, K. (2007). Creativity in older adults: A plethora of possibilities. *Issues in Mental Health Nursing, 28*, 389-411.

第 13 章

老人族群的藝術治療：
以失智症為例

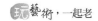

藝術治療師可以將藝術治療運用在不同的老人族群上，無論是身體健康的長輩，或是患有腦傷、失智症、中風、帕金森氏症、關節炎等等器質性或生理疾病，甚至是患有心理疾病的長輩，例如憂鬱症和焦慮症患者都可以參與藝術治療。藝術治療師需要注意老人族群常有的共病現象，例如伴隨著失智症發生的憂鬱症，但治療師也必須了解，悲傷和憂慮都是正常的情緒反應，不等同於憂鬱症和焦慮症。同時，治療師更不能忽略了長輩其他的正向情緒狀態和特質，例如喜悅、知足、平靜、具有勇氣和富有幽默感等。

藝術治療師在面對不同的老人族群時，需要依據評估選擇適合的治療架構，才能盡可能的提供正向的藝術創作經驗。老人藝術治療的效益在不同的族群中，根據這個族群的特性，可能產生直接和長遠的影響，但也有可能僅是微小和短暫的效果[1]。

由於我所服務的老人大部分患有失智症，因此，本章將聚焦在失智症的藝術治療上。治療師必須了解失智長輩的侷限和可能，才可以更好的創造和維持藝術治療的架構；而治療架構的一致性與持續性，則是維持失智長輩穩定性所不可或缺的條件。藝術治療師必須思考如何提供對不同長輩都具有意義的創作表達體驗，並且運用創意，以面對可能產生的挑戰。

失智症

全球以及臺灣的失智症患者人數都在與日俱增。依據台灣失智症協會[2]受衛福部委託進行的失智症流行病學調查，以及內政部（109年）人口統計推估，65歲以上老人約每12位就有1位患有失智症。隨著年齡增加，失智症

的盛行率也逐漸提高，80歲以上老人中，大約每5位就有1位罹患失智症。

　　美國精神醫學會《DSM-5精神疾病診斷準則手冊》[3]為了客觀反映病症以及減少污名化，將原本失智症（Dementia）正名為「認知類障礙」（Neurocognitive Disorders），診斷包括複雜注意力、執行功能、學習和記憶、語言、知覺、動作，或社交認知的認知力。然而，在臺灣仍然使用「失智症」一詞，以取代過去的「老人痴呆」。

　　台灣失智症協會[4]官網指出，失智症是由多種症狀組合而成的疾病，包含記憶力、注意力、空間感、語言能力、定向能力或抽象思考能力等等認知功能的逐漸喪失。同時，失智症也可能伴隨著情緒變化和躁動，甚至有攻擊性的行為以及妄想、疑心和幻覺等等精神症狀。失智症主要有三種，分別是退化性失智、血管型失智，以及阿茲海默症與血管型失智並存的混合型失智。其中最常見的就是退化性失智中的阿茲海默症。

　　Barry Reisberg[5]以三個階段區別阿茲海默症，1、健忘期（forgetfulness phase），容易遺忘，進而感到煩躁和羞愧；2、混淆期（confusional phase），短期和長期記憶消退、難以專注、感到紊亂無助、表情平淡、自發性語言減少；3、失智期（dementia phase），無法自主生活，且逐漸喪失大部分的能力。他發展出來的整體退化表（Global Deterioration Scale）包含

1. Short, A. (1997). Promoting wisdom: The role of art therapy in geriatric settings. *Art therapy: Journal of the American Art Therapy Association, 14*, 172-177. https://doi.org/10.1080/07421656.1987.10759278

2. 認識失智症：失智人口知多少。http://www.tada2002.org.tw/About/IsntDementia#bn2

3. American Psychiatric Association (2014)。***DSM-5精神疾病診斷準則手冊***（台灣精神醫學會 譯）。合記圖書出版。（原著出版於2013年）

4. 認識失智症。http://www.tada2002.org.tw/About/IsntDementia

5. Reisberg, B. (Ed.). (1983). *Alzheimer's disease, the standard reference.* Free Press.

七個階段：正常階段、正常老化階段、早期認知障礙、輕度阿茲海默症、中度阿茲海默症、中重度阿茲海默症和重度阿茲海默症。這個分類幫助我們對病程發展有了大致的了解。

Sacks[6] 指出，為了真正了解失智症，我們不能只是注意個案失去的部分，還要看見個人以及其有機器官的反應，例如替代和補償的作用，以維持個體特性；我們要注意個案仍然擁有的能力，而不是一味強調缺陷。Kitwood[7] 也強調，治療師要尊重個體的獨特性，要看見「人」而不是疾病，也就是要注重個人特質而非其所展現的病徵，並視情感恢復為人類生命的泉源。他指出，只有當失智長輩嚴重缺乏自主性時，治療師才需要積極協助、促進長輩與人和創作之間的互動，以作為治療的開始。

失智症是一個不可逆轉且漸進式的退化性疾病。失智長輩的退化速度和程度不一，有時候是雪崩似的令人措手不及，有時候是緩慢漸進的發生，有時候甚至能穩定維持一段時間。年輕的失智症患者，例如早發型的失智症，通常退化的速度更快。

隨著失智症病程的發展，長輩內心必須面對自己功能逐漸喪失的威脅與掙扎。尤其是對輕度失智的長輩，會造成很大的影響，因為他們認知功能相對良好，有病識感，且能清楚意識到自己衰退的變化，特別是想法和執行能力之間的落差。長輩們通常需要一段時間調適。這也是為什麼有時候輕度失智的長輩可能更害怕創作，因為創作會直接且明顯地反映出他們不願意接受的退化特徵。中期失智症的長輩雖然會遺忘和困惑，但是藝術治療師只要提供支持性的治療環境架構，還是能夠協助他們在創作時與人溝通和表達自己。晚期失智症的長輩則需要治療師依據他們的狀態調整工作架構。

混亂中的秩序

藝術治療師該如何在實務上取得結構和自由之間的平衡？創造性的行為一定會連結這兩種看似相互衝突的運作模式。創作時，個案可能會接觸到混亂、失序的內在素材，甚至可能有退化性的行為，而外在表達的結構和形式，則會激發出另一面的掌控感與控制感[8]。我們要如何找到兩者之間的平衡呢？一般來說，這就如同之前提到從混亂中產生秩序的可能。對於身體失能或是失智症的長輩來說，治療師特別需要提供外在的秩序、結構和形式，形成一個安全涵容的創作框架，並取得長輩尋求協助和依賴別人之間的適當平衡。

美國藝術治療師Ron Hays[9]在62歲時被診斷有早發性失智症。在一開始的全面否認之後，有三年半的時間，他每週3天前往社區藝術中心的陶藝工作室，持續以陶土創作，以維持自己的生活品質。其他時間，他在大自然中尋找能夠印壓出有趣紋路的不同材質。陶土的具體特性和觸覺經驗，讓他能夠區別自己與自己的疾病症狀，並嘗試找到控制感，透過個人的作品呈現面對阿茲海默症的掙扎。

Hays認為他透過藝術創作，協助自己延緩記憶和認知功能的退化、發展因應的方式、有效的哀悼失落、增進情緒表達，也因此有了人生的意

---

6. Sacks, O. (1997)。*錯把太太當帽子的人*（孫秀惠 譯）。天下文化。（原著出版於1985年）

7. Kitwood, T. (1997). *Dementia reconsidered: The person comes first.* Open University Press.

8. Abraham, R. (2005). *When words have lost their meaning: Alzheimer's patients communicate through art.* Praeger.

9. Jones, R., & Hays, R. (2016). Ron Hays: A story of art as self treatment for Alzheimer's disease. *Art therapy: Journal of the American art therapy association, 33*(4), 213-217. https://doi.org/10.1080/074216 56.2016.1231557

義。他說：「我們創造的所有東西都是分享和給予的元素。對我而言，不同的圖像會激發記憶。」當他的認知限制持續惡化時，課堂助理必須加強引導他的創作。他後來不得不搬到記憶照護機構居住。一開始，陶土減輕了他初到新環境的焦慮，後來，他逐漸失去了控制媒材的能力。最後，他也失去了陶土創作曾經帶給他的許多喜悅歷程的記憶。

心理學家Susan McFadden[10]指出，創意和遊戲不但能滿足個人的靈性需求，更能促進個人的靈性成長，特別對患有失智症的長輩來說，創意與遊戲讓他們參與了內在與神聖關係的經驗。宗教心理學家Paul Pruyser更提醒我們，「貶抑遊戲，會消除創造中的遊藝／再創造（re-creation）」[11]。如果到了失智症晚期的某一天，創造力和玩耍已經無法再以有意義的方式促進失智長輩與他人和神聖領域的連結，治療師就要運用個人的創意，在與個案共同工作的時間裡和關係中注入意義。這也是治療師第三隻手的作用。

失智長輩通常缺少機會接觸創作表達，治療師需要運用巧思，透過藝術創作觸及長輩生活中的美感經驗。我時常在與失智長輩工作的一開始，發現他們的功能會很快出現大幅進步。我認為，進步其實是代表了他們本來就應該發揮而沒有機會發揮的潛能，之前只是沒有機會達到他們可以做到的程度而已。藝術創作提供了適當的挑戰，並提供了支持，讓長輩的精力和能力都因此提升，心智也因適當的運作而發揮應有的功能。

藝術治療師與失智長輩工作時，應該聚焦在長者仍然保有的能力，例如情緒記憶、主要感官功能、社交技巧、程序性記憶能力以及運用幽默感[12]。也就是我們要透過藝術創作，強化失智長輩仍然擁有的優勢、協助他們增進自信心。長輩可以非語言的方式來表達自己，增進注意力的集中，促進與他人互動和了解的機會，進而減輕病症所帶來的焦慮、憂鬱和

壓力，進而提升生活的品質。

　　對患有失智症的老人來說，藝術創作保存了記憶的持久性。治療師必須理解，在藝術治療的歷程中，玩藝術所產生的結果都等於是新東西的產生，無論是具體的作品，或是經驗的感受，即便只是片刻的喜悅和寧靜感，也都深具意義。因此，治療師與失智長輩一起工作的焦點，是在每個互動的當下。

　　第十一章提到，藝術治療有六個目標，其中一項目標是關於促進表達與溝通。對於口語表達困難或已經無法以口語表達的長輩，例如晚期阿茲海默症和失語症的長輩而言，特別適合。藝術創作在大腦裡的運作方式與語言口說不同，創作時使用主管意象的右側大腦，這些運用視覺圖像的區

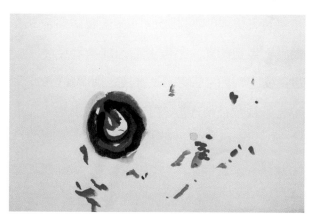

圖1：76 歲奶奶使用水彩以色彩、點、線來表達。

10.　McFadden, S. (2011). Gathering and growing gifts through the creative expression and playfulness. In A. Jewell (Ed.), *Spirituality and personhood in dementia* (pp. 100-110). Jessica Kingsley Publishers.

11.　同前註。頁102.

12.　Jensen, S. (1997). Multiple pathways to self: A multisensory art experience. *Art Therapy: Journal of the American Art Therapy Association, 14*(3), 178-186. https://doi.org/10.1080/07421656.1987.10749279

域比較不會受到失智症的影響。並且，畫畫和視覺圖像會刺激與創造力相關的頂葉區域[13]，因此能夠刺激和增強記憶。例如這位中重度失智的奶奶，雖然口語表達愈來愈少，她卻仍然可以使用預先調好適當濃稠度的水彩，以色彩和動作來表達自己（圖1）。同時，失智長輩創作作品時，往往感到喜悅和滿足，或是隨著創作的肢體動作引發身體放鬆和情緒安撫的反應。治療師的彈性至為重要，能夠妥善運用藝術創作進行互動和交流的非口語方式也非常重要，能夠強化藝術非口語和視覺性溝通的本質。

關於回顧、傳承和整合經驗，藝術治療師Shirley Riley[14]提出一種「向前展望而回顧過往」的概念，強調治療師必須看見長輩的全人經驗和過去歷史，而不單單只是關注現下罹患失智症的狀態。她會透過觀看長輩生命故事的視角，與每位帶著獨特經驗的長輩交談，並引發共鳴的回應，即便有時候回應可能是沒有直接或明顯關聯的，甚至像是長輩的現實被按下暫停鍵而無法與之對話，也是如此。治療師必須能夠看見，疾病所造成的混淆並無損於長輩的完整性，才能享受與失智長輩攜手共行的治療旅程。

我也發現，失智長輩在創作形式上所反映出來的特性，時常與他們過去的經驗有關。例如這位78歲中度失智的爺爺，過去是一位建築師，所以他的作品一開始雖然無法直接指涉特定的物像，卻總是以線條架構和組織的方式，呈現出他個人的工作技能和思考特質（圖2、圖3）。由於他總是會提到他很疼愛的孫女穿著漂亮的小洋裝，我鼓勵他畫出孫女，但是失敗後，我試著畫了一個小女孩，想看看他會如何回應。爺爺仿畫的同時，還是帶有個人風格地描繪了三個小女孩（圖4），之後也陸續畫出了「一家人」（圖5）以及房屋的意象（圖6）。

照片與物件比繪畫能夠更快速地促進失智長輩重返過去的時光，增進

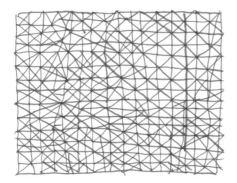

圖2：85歲爺爺使用單色彩色筆畫線建構。

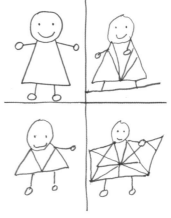

圖4：85歲爺爺使用彩色筆仿左上角治療師畫的小女孩。

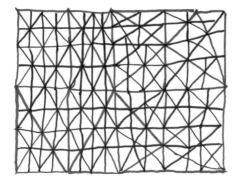

圖3：85歲爺爺使用雙色彩色筆畫線建構。

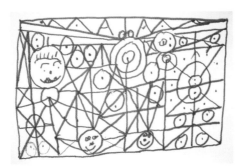

圖5：85歲爺爺使用彩色筆描繪一家人。

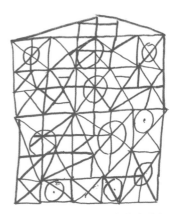

圖6：85歲爺爺使用彩色筆畫的家。

13. Madori, L. L. (2007). *Therapeutic thematic arts programming for older adults.* Health Professions Press.

14. Riley, S. (2001). *Group process made visible: Group art therapy.* Brunner-Routledge.

感官的激發與整合。通常，同時運用到不同感官刺激的藝術表達，對他們更有幫助，能夠強化他們仍然保有的感官經驗與功能。例如我為了搭配海洋主題選用了適合的音樂，除了旋律，背景也有海浪的聲音。我注意到輕度失智長輩使用紙黏土創作他們喜歡吃的或是喜歡觀賞的海底生物。每當播放的海浪聲隨著切換下一首曲子而中斷時，長輩創作的手會很自然的暫時停下來。當下一首海浪的音樂響起時，他們的手又再度隨之起舞。我先讓他們為各自創作的海底生物創造棲息環境（圖7），之後再讓他們分別倒入、輕撫、觸摸和推塑海邊的沙。創作過程連結了海的味道和經驗，喚醒了他們過去生命的片段。最後，他們共同將海底生物放入沙箱，完成團體作品（圖8）。之後他們開始談起以前在海邊長大的經驗，以及現在因為年邁而無法去海邊走動的感傷。

對於中度失智的長輩，治療師可以提供季節性的落葉，給他們觸摸、嗅吸味道以及蓋印的機會。有些長輩聽見枯葉碰觸時的沙沙聲響，會談起以前走在秋季落葉上或是落葉掃不完的經驗（圖9）。我也曾經請長輩使用削鉛筆器轉動蠟筆，將蠟筆碎屑排放在烘焙紙上，再覆蓋一層烘焙紙。然後我從旁協助，以低溫的安全熨斗燙過去，融化蠟筆碎屑。他們時常對成品效果感到驚喜而一再重複嘗試（圖10）。

對於中重度的失智長輩，我常提供給他們較大的筆刷，請他們選擇他們認為和播放的音樂相像的色彩，隨著音樂的節奏彩繪。他們通常能夠享受身體隨著韻律和節拍舞動所留下的歷程縮圖（圖11），有一位爺爺還聯想到了以前出海捕魚的經驗（圖12）。

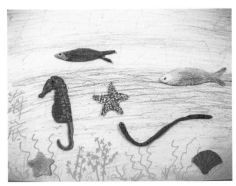

圖 7：67 歲奶奶使用粉蠟筆描繪海底環境。

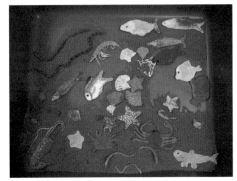

圖 8：2 位爺爺和 3 位奶奶結合彩繪紙黏土的海底生物與沙的共同創作。

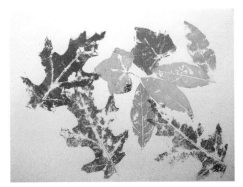

圖 9：84 歲奶奶使用水彩蓋印秋季落葉。

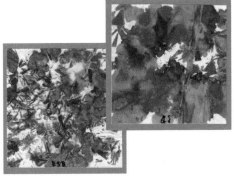

圖 10：兩位奶奶創作的蠟筆融化畫。

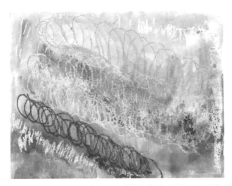

圖 11：72 歲奶奶使用粉蠟筆和水彩的音感作畫。

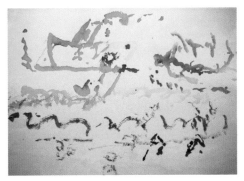

圖 12：76 歲爺爺聽著音樂，以水彩彩繪以前捕魚的經驗。

協助長輩提升問題解決能力而非直接解決問題

問題解決的能力會隨著失智症病程的演變而各不相同。早期失智的長輩仍然能夠學習並發展問題解決的能力。例如這位輕度失智的奶奶以紙黏土彩繪創作了過年時吃的元寶。之後，她想要以西卡紙製作家中使用的八邊形盤子，並主動要求協助。一開始，她在我的協助下學習如何製作並完成了盛裝水餃的大盤子。稍後，她自己獨立完成製作盛裝醬油的小碟子（圖13）。

藝術治療師Annette Short[15]指出，一個人若是要成長，便無法逃避痛苦的經驗，否則會導致逃避或是脫節的狀態。藝術創作時，如果治療師直接替失智長輩解決他們面臨的問題，反而會阻礙他們在藝術創作的奮鬥過程中可能獲得的益處。如果治療師能夠涵容過程中的焦慮和掙扎，提供長輩一個安全的空間，進行嘗試和努力，這種創造性的奮鬥過程，能夠讓長輩經驗到對於挫折的容忍以及對絕望的懷疑，進而找到問題解決的可能。治療師需要讓長輩使用自我的力量。

因此，如同前面提到的，當長輩自我強度不足以及功能受限時，藝術治療師要成為長輩的輔助自我，需要思索如何調適和補償他們的功能，協助他們自己持續地創作，而不是過度干預和出手協助創作。隨著失智症病程的演變，治療過程將越來越仰賴治療師的觀察和創意，以發展出減緩長輩困境的創作方式。

透過藝術創作的行為以及呈現出的視覺語彙，可以提升長輩的自我概念，讓失智長輩的自我意識和自主性得以發展。長輩在創作過程不斷投入、努力和產出，體驗到自己還是能夠做決定，還是能夠做自己可以做到

的事，這些經驗通常都能增進自我的價值。例如一位中度失智的奶奶，使用水彩畫出自己覺得美麗的彩虹畫面。完成後，她看著畫面分享彩虹的順序規律，覺得很安心。她的眼睛閃耀著光芒，不斷重複著：「漂亮，真是漂亮。」（圖14）另外一位中度失智的爺爺，退休後運用以前工作時所培養的焊接和組裝技能，每每透過創作呈現出自己獨立建造完成的機具，例如花園的拖曳機（圖15）和腳踏車（圖16），展現出燦爛的笑容和滿滿的自信。

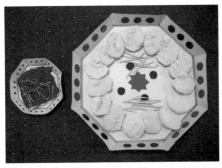

圖13：84歲奶奶以西卡紙製作盛裝醬油的八角形碟子。

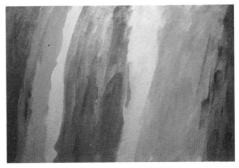

圖14：86歲奶奶使用水彩畫出彩虹。

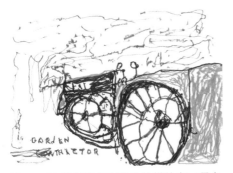

圖15：83歲爺爺使用彩色筆描繪自己獨立建造的花園拖曳機。

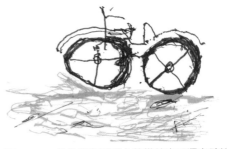

圖16：83歲爺爺使用彩色筆描繪自己獨立建造的腳踏車。

15. 同註1。

　　有一位輕度失智的爺爺，一直對自己的創作能力不是很有自信，總是需要大家持續鼓勵才能開始投入創作。團體中期之後，我請長輩創作一個「自我盒」，並提供給他們接連6個正方形的厚卡紙，連續幾次自由的呈現和自己相關的內容。爺爺能夠選擇自己想要的底紙顏色，一開始選擇了圖片拼貼的方式創作，呈現出以前旅遊度假的海景以及他喜歡的車子。他談到以前開車出去，總是要擔心找不到停車位，也說到如果可以把車子上下疊放，就可以節省很多空間，於是用重疊的方式貼了3台車（圖17）。當團體成員回應說，現在已經有機械式停車位了，運用的概念就是他談到的概念，他開心的覺得與有榮焉。

　　之後，爺爺選用粉彩筆創作盒子內頁。爺爺本來有些卡住，而後看著桌上的抽取式衛生紙包裝，小心翼翼地畫出左邊的「春風蝶影」，接著由春天連想到炎炎夏日，於是畫出椰子樹和草地樹叢的「炎炎天氣」，最後更自由地塗抹粉彩並加以混色，畫出了右邊的「一片大海」（圖18）。完成了這個持續創作的歷程時，爺爺從團體成員那裡獲得了許多讚賞，他自

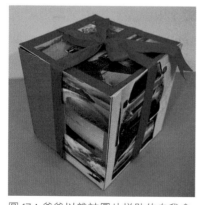

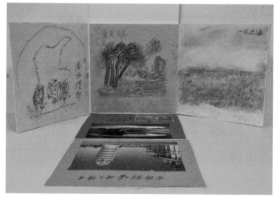

圖17：爺爺以雜誌圖片拼貼的自我盒外觀。

圖18：爺爺以粉彩描繪的自我盒內圖。

己也對成品感到很滿意，大大提升了他的自我價值感。

　　只要失智長輩還有能力以任何形式與別人溝通時，仍然可以幫助他增進社交互動，持續發展關係，以減少孤立感。曾經有一位輕度偏中度失智的爺爺，不喜歡洗澡，但是為了參與每週一次的團體，他就願意於團體活動前洗澡。也有一位輕度認知障礙的奶奶覺得藝術治療治癒了常年困擾她的富貴手。我認為這是因為團體關係的安全與支持，讓奶奶可以透過口語和圖像，說出藏在內心多年的想法和感受。

增能而不養成依賴性

　　治療師可以透過創作後的分享，引導成員討論，或是運用共同經驗的主題和合作創作的形式，以促進失智長輩的社交互動。曾經有輕度失智的奶奶說：「很喜歡來團體，有伴可以聊天，總比自己在家對著鏡子說話好。」誠如John Swinton[16]指出「失智症不單單是生理與神經的障礙，也是關係的障礙。」如果對待他們的人缺乏耐性，無法建立支持性的關係，會讓他們無法思考。因此，治療師必須有耐心，並經常思考如何促進團體的支持、互動和分享，如此才可以讓長輩在藝術治療團體中有歸屬感，由成員共同發展出良好的互動模式。隨著失智症病程的演進，治療過程可能由口語轉移成更多視覺的溝通。

　　藝術治療師Diane Waller[17]研究藝術治療團體對失智老人的影響。她分

---

16. Swinton, J. (2000). *Resurrecting the person*. Abingdon Press.

17. Waller, D. (Ed.). (2002). *Arts therapies and progressive illness: Nameless dread*. Routledge.

別在兩個日間照護中心進行了為期10週的團體治療，每個團體有5位成員。結果發現，他們的憂鬱程度降低、情緒改善、生活品質提升。她也注意到，男性成員比較難以進入遊戲，傾向以工作模式來參與創作，作品會反映出他們過去的職業，並且男性成員比較容易主導以及有控制的需求。女性長輩則聚焦在家庭生活與照顧的角色，在團體中較常協助和支持其他成員。這與我工作的經驗相當類似。

失智症引發的認知障礙和退化，雖然會影響長輩的思考和組織想法，進而影響他們的藝術創作，但並不會妨礙他們的情感表達[18]。我們每天都難免會忘記事件的細節和事實片段，但會記得自己的感受。失智長輩會有失落、孤單、憂傷、寂寞和焦慮的感受，情緒的波動可能使他們無法專注和聚焦。因此，治療師不要強迫他們面對和談論他們的情緒，而是透過創作活動，搭起連結這些感受與自己之間的橋樑。即使無法化解長輩的情緒，也可以透過治療關係、創作歷程、作品和分享，涵容不同的情緒，讓長輩覺得自己能夠被理解與被接納。

雖然自發性的創作行為極為重要，但是對於失智退化的長輩而言，如果缺乏形式和結構的支持與涵容，長輩就容易進入缺乏秩序的混亂狀態當中。治療師可以透過外在的形式和結構，引導與促進長輩的經驗和享受創作表達的可能。藝術治療師John Tylor[19]提醒我們，不要為了自己的需求或是可以辨識的成效，而提供失智長輩已經畫好輪廓的著色畫，因為這樣做不僅無法增能，反而更強化了長輩的失能與依賴。

即使治療師本身不一定要追求美觀和結果，而是著重在創作歷程以及每個當下，但之前提到過，Tabone發現，即使一開始描繪的時候，失智症老人繪製的圖像是可以辨別的，畫到最後往往難以辨識（圖19）。如果

失智長輩在意完成圖像的美感，治療師就必須適時介入，提醒他們停下重複性的動作，即時保留已經描繪好了的圖像，不至於因為重複描繪讓畫面變得混亂，進而讓長輩感到失望。如果長輩享受的是創作的動作和感覺經驗，不在意最後的成果，治療師就必須調整自己的個人標準與期待，讓創作歷程自行發展下去，不要打斷長輩的體驗和經歷。

　　治療師與失智症長輩工作時，口語陳述和說明要簡單、放慢速度和增加音量，並透過眼神交會來提高長輩的注意力。治療師要針對失智長輩的個別需求選用創作媒材，例如雙手會顫抖或是肌肉缺乏控制力的長輩，可以選擇有助於提升控制能力的媒材，如輕質土。對於視力退化的長輩，則要提供顏色對比明顯、尺寸較大的圖像，並使用深色且較粗的筆來描繪，以增進辨識度。對於肢體障礙的長輩，要協助他克服實質的困難。治療師

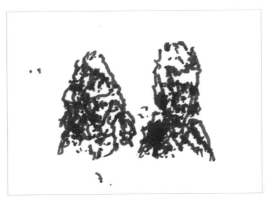

圖 19：74 歲奶奶使用彩色筆描繪過世的丈夫和自己。

18. Abraham, R. (2005). *When words have lost their meaning: Alzheimer's patients communicate through art: Alzheimer's patient communicate through art.* Praeger.

19. Tyler, J. (2002). Art therapy with older adults clinically diagnosed as having Alzheimer's disease and dementia. In D. Waller (Ed.), *Arts therapies and progressive illness: Nameless dread* (pp. 68-83). Routledge.

可以製作輔助的工具，或是預先準備拼貼的圖片，並注意將圖畫紙和媒材放在長輩雙手能夠觸及的範圍內，同時在創作過程中提供適當的協助。環境佈置和桌上擺放的東西要加以簡化，避免失智長輩分心。如果長輩容易打翻媒材工具，就要選用塑膠或是可以穩固擺放的素材。

有些失智長輩也併有帕金森氏症，除了不受控制的顫抖之外，他們的身體僵硬、活動緩慢，所以經常在執行動作、空間辨識、定位上遇到困難。不過，藝術治療師Nancy Tingey[20]統整多位學者的觀察以及個案的陳述指出，當長輩專注於創作時，帕金森氏症的症狀往往得以暫時減緩。Tingey提到，Lakke建議運用顫抖的能量，促進創作的孵化。治療師可以使用自動提示、線索和觸發，促進創作活動的開始。讓顫抖動作在紙張上留下的每個點、每條線或每個痕跡，激發下一個動作。透過簡單的形式，無需描繪特定的物像，長輩也可以享受創作的過程，例如濕中濕技法中的滴、染畫，都能促進長輩放鬆。

Riley[21]認為，提供簡單媒材、正向主題和創意活動的小團體，最適合失智的長輩。同時也提醒治療師要有心理準備，不管治療師提供什麼活動建議，失智長輩都可能還是以他們自己的方式來進行。當失智長輩無法透過描繪重現自己的經驗而感到沮喪時，可以運用拼貼的選擇和組合，具體展現他們的記憶。

當長輩功能更為退化時，就更需要透過實際和具體的結構性形式創作。有時候，透過事先剪好的圖像或是與媒材互動的經驗，可以幫助失智長輩重新和現實產生連結。當長輩無法形成現實連結時，治療師就必須走入他們的世界，依據他們當時的狀況做出回應。因此，治療師必須要有彈性、創意和因應的能力。治療師本身的自我照顧更是重要，因為治療師必

須狀況良好,才能夠與失智長輩工作,平心靜氣的接納慢節奏和高重複性的工作方式。

我與失智長輩工作時,經常像是和他們一起走進了時光隧道。有時候,當他們談論起過去的經驗,可以完全不受認知障礙的影響,整個人都鮮活了起來。有時候,我只能促進他們專注在當下的體驗,享受仍然保有的功能所帶來的樂趣。這正是藝術的遊戲性和創造性讓失智長輩得以穿梭或悠遊在過去、現在和未來。無論治療師與長輩彼此交會的時間是延續性的經驗、單次性的片刻或是混合這兩者的時刻,與失智長輩工作都會隨著病程的演進,讓治療師經歷了平行的體驗,不斷面對症狀的變化與不同的需求,彼此都需要更有勇氣地面對挑戰和承擔責任,進而成長。

20. Tingey, N. (2002). Art as a therapy for Parkinson's. In D. Waller (Ed.), *Arts therapies and progressive illness: Nameless dread* (pp. 145-164). Routledge.

21. 同註14。

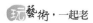

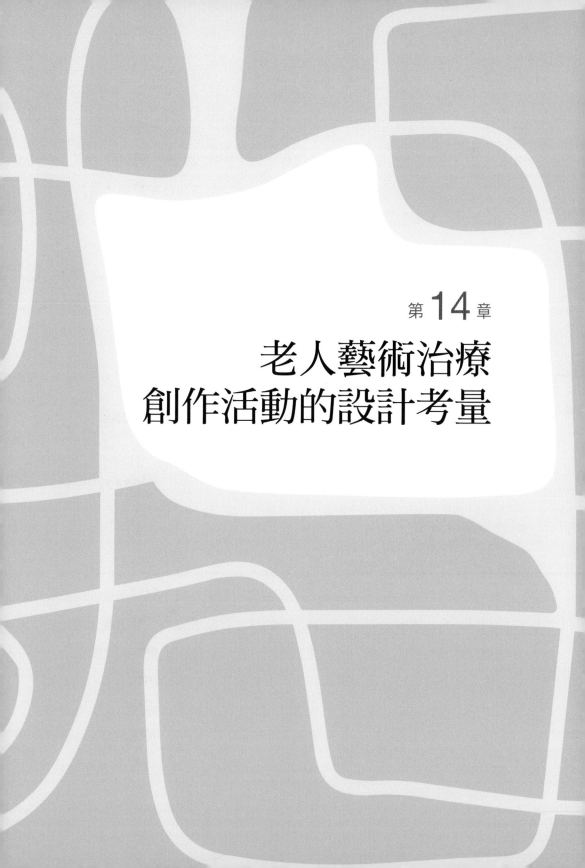

第 14 章

老人藝術治療
創作活動的設計考量

　　老人藝術治療的創作活動設計的發想必須以服務長輩為本。程序上，首先是對外在環境以及參與對象進行評估，據此設定適切的目標，而後才能進行活動內容與流程的設計、規劃，以及活動的執行和評估。這個歷程與維持藝術治療架構緊密相連。藝術治療師要透過認識長輩的生命故事，找尋可以連結的創作題材，讓藝術創作的歷程與作品，能夠與長輩個人的生命經驗相互呼應。

　　藝術治療師必須記得，在設計創作活動時，我們所面對的是個完整的人，而不是傷老病殘的標籤。我們要考量長輩的個別需求，並思考如何調整。善用長輩的現實經驗、記憶、想像、聯想或是感官刺激，以喚醒長輩的經驗、提升意願與參與度。

　　此外，治療師必須確認藝術治療的目標，這一點很重要。目標可以是提升長輩的自我覺察，能夠辨識自己的內在感受、需求、優劣勢等等，或者是減緩他們的焦慮和憂鬱、協助他們面對失落、提升自信心、增進自發性和遊戲性、提供認知的刺激、促進感官的覺醒、鼓勵社交互動和關係的建立、促進人際活力和喜悅、協助釐清人生價值和哲學，尤其不可忽略關於死亡和其他靈性的議題。

　　藝術治療師Harriet Wadeson[1] 提醒我們，藝術治療不只是提供創作活動而已。如果治療師能夠信任來自個案的意象以及療癒的力量，就能夠允許團體自然並有機的流動，也就能夠相信自己可以敏感地覺察到團體動力的形成，如此更可以促進成員的探索，鼓勵藝術治療團體和其個別成員的成長潛能。也就是說，無論是否提供創作活動的主題，治療師的工作都不會停留在僅僅給予主題而已，而是在創作歷程中，促進長輩更好地去嘗試和發展。

以下分三個部分，討論藝術治療師設計老人創作活動時應有的考量。

 一、促進心流經驗

米哈里・契克森米哈伊[2] 提出的「心流」（flow）概念，指的是當人完全沉浸在當下，不論是專注在手邊的事情或是朝著某個目標前進，都能夠毫不費力的全神貫注時，所體驗到的一種失去時間感的精神狀態。例如創作到廢寢忘食，或是忘我地投入活動而感到時間快速消逝，都是心流的經驗。當人們處於心流的狀態時，往往能夠接受挑戰、發展新的技能，不僅能獲得掌控感，也從而減少焦慮、提升自尊。

契克森米哈伊提到，心流的經驗是生命值得活下去的幸福人生關鍵。當我們處於心流狀態時，平時持續不間斷的自我批判會暫時停止，讓我們的直覺能夠展現。這種極具內在動力的狀態，讓人得以享受專注創作時所散發出來的寧靜和喜悅的特質，使得情緒、活力、動機、滿足感和創造力等主觀經驗的品質都趨於正向。

但是，治療師必須注意，如果面對的是有創傷經驗的人，那麼，進入心流狀態可能會讓他們逃避現實、與現實脫節或是斷裂，而無法活在當下，如此反而無法整合個人經驗的不同面向，對於創傷治療的工作會形成阻礙[3]。心流的經驗必須能夠使得生命更豐富和更有意義，不造成傷害，才適合使用在治療中。

1. Wadeson, H. (1980). *Art psychotherapy*. John Wiley.

2. Csikszentmihalyi, M. (2009)。**創造力**（杜明誠 譯）。時報文化。（原著出版於1996年）

3. Emerson, D., & Hopper, E. (2019)。**用瑜珈療癒創傷：以身體的動靜，拯救無聲哭泣的心**（許芳菊 譯）。橡樹林。（原著出版於2011年）

　　契克森米哈伊[4]提到「自發性，或自成目標的經驗」（autotelic experience），指的是動力來自所做的活動，活動本身就是目標，而不是活動的結果。人們的所作所為通常會同時受到內在自發與外在因素的影響，如果覺得自己做的事情沒有價值，只是必須這麼做，或只是期望將來可以從中獲得實質的效益，並且在生活中不使用任何技能，也不探索新的機會，整天無所事事，那麼，休息之後也無法感到放鬆，而是在無聊和焦慮中度過。這樣的生活將會讓人們更感到無助。但是如果我們能經驗自主動能，因為喜歡活動本身而參與活動，而不是為了任何的外在目的，我們便將有機會促進心流的體驗。我們的自我意識增強而不迷失在外在事務當中，就可能「以參與取代疏離、以樂趣取代無趣，讓無助感變成控制感。」

　　然而，這樣的經驗並不是天生或自然發生的。一開始，長輩可能因為缺乏能力而玩不起來，需要透過學習，發展和累積技能，並獲得回饋的互動，才能讓長輩在學習中產生樂趣，進而增進聚精會神的心流經驗。契克森米哈伊建議，我們可以從自己正在做的事情中，找尋心流經驗的可能。如此一來，內外動機兼具，就不會感到浪費生命，自然也能感到幸福。我時常在參與藝術創作的長輩身上觀察到，即使最初並非完全依照他們的喜好進行活動，但是隨著時間推移和技能增進，長輩也會感到內在的控制感，進而體驗心流，覺得活動本身就是很好的回饋。契克森米哈伊說：「創造的意義，就是將個人行動整合成一個完整的心流體驗，為心靈的內容帶來秩序。」藝術治療師在設計創作活動時，需要思考如何促進長輩在創作時產生心流的經驗。創作活動不能過於簡單，長輩才不會感到無聊、認為活動很膚淺、產生不滿和覺得自己受到貶抑。但是活動也不能過於困

難，否則長輩缺乏能力完成任務，就可能放棄或引發無法負荷的強烈負面感受。因此，創作活動必須**在挑戰和技能之間取得平衡**，也就是在**努力和能力之間達到平衡**，讓長輩有意願且有能力參與，並不斷學習新技能。

契克森米哈伊也透過圖表（圖1），展示為什麼隨著心流的體驗，可以增加意識的複雜性。個人要能體驗心流，就必須在感到無聊的時候尋求挑戰，進而形成獨特化，並且在感到焦慮的時候，提升技能以滿足挑戰，進而達成整合。也就是說，自我在這個過程中，經歷了整合和獨特化的發展，而形成個人的成長。

因此，藝術治療師在療程中的活動設計，可以透過逐漸增加創作活動的內容，或是逐漸提升媒材操作的複雜度，讓長輩愈來愈精熟他們已經獲得的技能，也可以讓長輩再進一步的累積、增加與擴展新的技能。如此不斷超越原本擅長的範圍，除了能夠提升個人的控制感之外，也會帶來內在的獎賞，進而形成持續成長的良性迴圈。

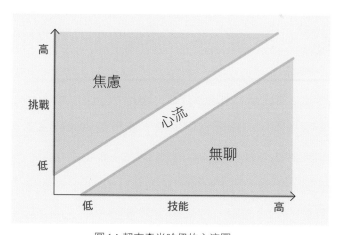

圖1：契克森米哈伊的心流圖。

4. Csikszentmihalyi, M. (1990). *Flow: The psychology of optimal experience*. Harper & Row

二、提供激發潛能的因子

如何讓藝術創作對長輩來說不那麼遙不可及？在設計創作活動時，藝術治療師需要思考如何增進長輩的好奇、興趣、投入程度以及專注力。因此，面對缺乏動機與自發性，或是有創作困難和害怕空白畫紙的長輩，治療師可以透過簡單引導或是提供一些刺激來協助他們參與創作。對於這樣的長輩，過多的開放和自由反而會造成更多的困惑和焦慮。

藝術治療師可以透過巧思，設計不同的刺激性活動以激發長輩的潛能，協助長輩撕下他們為自己貼上的「我不會畫畫」或是「我沒有藝術天份」的標籤。除了引發個人經驗的連結，治療師也可以透過分享不同藝術創作形式，介紹非具象和非寫實的不同種類和風格，以促進長輩的嘗試意願。例如，當我介紹馬諦斯的剪紙拼貼方式，很多長輩就回應「這個我也會」。有的長輩會連結過去剪窗花的經驗，有的則能夠進一步找到自己經驗的聯想，例如這位87歲患有輕度失智症的奶奶，就創作出這幅「夢境或惡夢」（圖2），表示人生繁華落盡後，如夢無痕，但容易迷失在錢財和權勢當中。

Wald[5] 提醒，要注意人們面對空白畫紙時可能引發的擔憂和焦慮。她曾經請個案先畫個簡單的圖形當作刺激，或是提供已經畫上歪曲線條的畫紙，再請個案設計成作品；有時候則是提供畫冊或雜誌上的圖片以激發靈感；或是在紙張上先貼了局部圖像，讓長輩完成。Crosson[6] 則是請長輩先選擇一支自己喜歡的顏色的筆，在紙張上畫下第一筆，或許就可以慢慢發展成一幅作品。她也建議透過座位的安排，讓缺乏動機的長輩坐在主動投入創作的長輩旁邊，可以激發他的創作動能和參與。

我曾經請長輩隨機畫幾條線後，再看看要接著畫什麼。例如這位84歲的奶奶，先整齊均衡的畫完直線和橫線後，再規律地著色（圖3）。另一位奶奶則是從右下角開始畫斜線，逐漸地往上畫之後，再區隔和著色（圖4）。

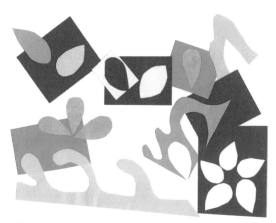

圖2：87歲奶奶使用剪紙拼貼出「夢境或惡夢」。

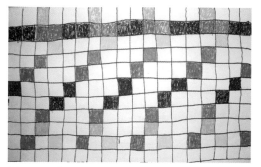

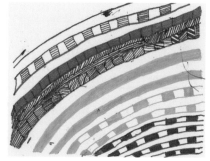

圖3：84歲奶奶使用黑色彩色筆整齊描繪直線和橫線後，再用其他色彩依著規律上色。

圖4：81歲奶奶使用不同顏色的彩色筆畫線和著色。

5. Wald, J. (2008)。年長者臨床藝術治療。載於C. A. Maclchiodi（主編）*藝術治療心理專業者實務手冊*（頁 321-336）（陸雅青、周怡君、林純如、張梅地、呂煦宗等 譯）。學富文化。（原著出版於2003年）

6. Crosson, C. (1976). Art therapy with geriatric patients: Problems of spontaneity. *American Journal of Art Therapy, 15*(1). 51-56.

　　有時候，我也會提供已經隨機畫了線條的紙張給長輩，讓他們選擇一張自己喜歡的，再請他們完成圖像。他們延續的創作形式，可能很簡單（圖5），也可能很複雜。例如這位88歲的奶奶就先用一樣的鉛筆，勾勒出她聯想到的樹幹和樹枝的輪廓，再用粉蠟筆完成上色（圖6）。或者也可以提供已經畫了點點的圖畫紙，讓長輩連連看，發想創作（圖7）。

　　當我們提供局部性圖片時，無論是提供具象的圖像，或者只是圖樣和紋路，都可以促進長輩完成圖像。像是這位83歲的奶奶，選擇在畫面中央貼了一張像是茅草的紋路，再以彩色筆描繪出房子的外形，以及兩側的樹和下方的草地（圖8）。而另一位爺爺則選擇了一張類似客廳地毯的的圖樣，進一步描繪出空間擺設（圖9）。

　　Cane[7]提出了塗鴉想像技術，透過隨意塗鴉的線條增進長輩的聯想表達。這個方法適合認知功能良好的長輩，但是對於認知功能比較退化的長輩而言，有時候可能會看著線團而不知道要做什麼。我也曾讓長輩選用自己喜歡的底紙，以及兩到三種顏色的顏料，使用滾筒隨機的沾取顏料後滾在紙張上，再從數張滾印的畫面中，以黑色油性筆或是彩色筆勾勒出經由塗鴉而聯想到的圖像。例如這幅「一個匆忙的下午」（圖10）以及「白雲下奔跑的小狗」（圖11）。我發現，我服務的長輩們對於已經形成色塊的畫面聯想勾勒，比塗鴉線條的想像連結反應更好。

　　我在美國不同的長照和日照機構提供藝術治療服務時，觀察到活動治療師會帶領長輩玩賓果遊戲。我因而想到，可以用玩賓果遊戲的方式進行藝術創作，將原本在抽到的號碼上做記號，改變成在號碼框內隨筆描繪出圖像（圖12）。我也會依據長輩的功能，增加或減少格子的數量。回到臺灣後，我發現這是一個很好的暖身活動，讓長輩樂於參與賓果遊戲，暫時

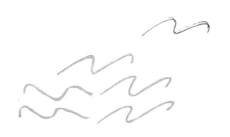

圖5：82歲的奶奶在看到右上方的黑色線條，
選用綠色模仿線條和左右相反的嘗試。

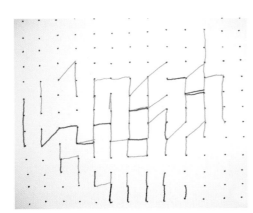

圖6：88歲奶奶先用鉛筆勾勒好樹枝和樹幹後，
再用粉蠟筆上色，完成這棵樹。

圖7：74歲爺爺使用紅色、綠色和黑色彩色筆
連線完成的抽象畫。

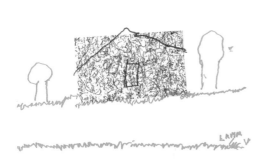

圖8：83歲奶奶選擇好圖像後，用彩色筆畫出
房子、樹和草地。

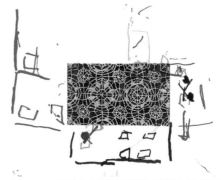

圖9：85歲爺爺用彩色筆描繪客廳中間地毯
旁的空間擺設。

7. Cane, F. (1951). *The artist in each of us*. Art Therapy Publications.

忘卻了自己畫不好或畫不像的擔憂。我也觀察到一個很有趣的現象：即使遊戲已經停止了，多數長輩都會自然而然地繼續在所有格子裡畫上圖案，而且他們幾乎都不願意連線。重點似乎不是玩賓果遊戲了，而是他們畫了什麼（圖13）。

三、多元考量創作活動的設計

　　長輩個人經驗表達的媒介與載體就是創作活動的主題以及使用的藝術媒材，可以促進個案不同層次的廣度或深度經驗的探索，或是呈現出生命的質地與循環，進而促進身心、人際關係，以及情感的健康狀態。藝術治療師在設計創作活動時要考量什麼，才能達到這個效果呢？

　　民以食為天，食物是個最容易產生共鳴的主題，即使比較不挑食的長輩，通常也能自在的表達自己的好惡。同時，飲食習慣和方式也反映出不同成長時代、背景的經驗和意義。以下我以食物作為主題，來說明設計創作活動時的多元考量。

1.考量創作活動主題與長輩經驗間的關係

　　我們需要考慮到長輩生活經驗中常見的飲食，例如，臺灣經濟起飛之後才開始習慣食用水果，蘋果曾經是昂貴的舶來品，只有在過年或重大節日才可能吃上一小口，以及隨著年齡增長所發生的生活經驗與變化，例如，因為牙口不好而需要吃軟的食物、因為排便不順暢而需要吃幫助消化的水果（圖14）。而食物、食材也與季節、節氣和民俗節日等息息相關。例如清明節吃潤餅、端午節吃粽子、春天醃梅子、夏天吃西瓜、春節吃元寶，食物的滋味和辨識性，都飽含家鄉的習俗和不同的在地口味。

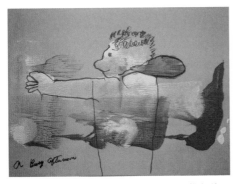

圖10：87 歲奶奶使用滾筒滾上白色和紫色後，用紅色簽字筆勾勒提著公事包側臉的男性匆忙的樣貌。

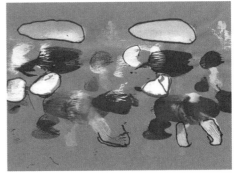

圖11：78 歲奶奶使用滾筒滾上藍色和白色後，用藍色彩色筆勾勒「白雲下奔跑的小狗」。

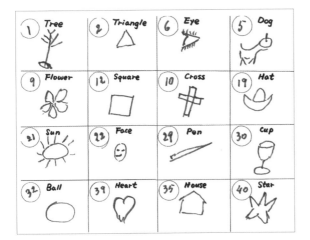

圖12：88 歲奶奶使用彩色筆畫出賓果的圖像。

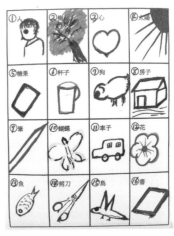

圖13：82 歲奶奶使用不同顏色的彩色筆畫出賓果的圖像。

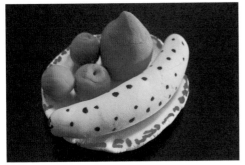

圖14：77 歲奶奶使用彩色輕質土做出維持自己健康的水蜜桃、梅子和香蕉，並以彩色筆強調香蕉黑斑點和盤子的花紋。

　　另外，食物的採買烹煮和性別或身分的關係、地域性以及家族飲食的差異等等，也都涵納人生角色和文化的成分，滿載歷史和傳統生活的記憶，例如臺灣農村的地瓜簽稀飯。同時，食物總是富藏著情感和記憶，例如品嚐貧困或富裕的滋味，就算不是珍饈，也會思念母親烹飪的味道，或是記憶中深入臟腑的美好和感動。透過創作復刻家鄉口味，或是自己得意的拿手菜餚，全都交織著人、事、物的珍貴回憶。

2.考量創作活動主題與長輩功能之間的關係

　　某些食物或菜餚的呈現是複合與組合的形式，會比較複雜。相對的，水果的造型則多數是以圓形為基礎的變化，無論是以平面或是立體的方式呈現，在操作上都較為簡單與容易。治療師可以考量以分類的方式進行，以促進認知功能，例如：依據食材盛產季節、產地、種類、色彩、軟硬程度、水分多寡等等條件做區分，請長輩創作「當季的水果」。主題也可以結合地圖，介紹長輩「出生或居住地的當地特產」。在引導或作為創作媒材時，我通常不會使用有標價的廣告單張，因為容易混淆焦點，但是如果活動設計是讓長輩運用特定預算去「買菜」，就很適合。

3.考量創作活動主題與媒材結合之間的關係

　　選擇適當的創作媒材時，我們必須考慮到長輩的功能、治療時間和空間的界線以及治療的目標。長輩可以使用彩色筆或粉蠟筆描繪，或是運用彩色輕質土或黏土捏塑，或是使用色紙或色棉紙玩拼貼，再或是結合各種不同媒材以複合形式創作都可以。立體捏塑方式中的抓、捏、搓、揉、切等等動作，最能直接連結備料煮菜的過程，更好的連結長輩過去的烹煮經驗（圖15）。

　　拼貼的方式也能有效促進經驗連結。有一位奶奶想要呈現自己無法

咀嚼水果而必須喝果汁。她本來不知道怎麼做，但是等她剪出芭樂、蘋果和水梨時，就想到先用刀子切一切，再放入果汁機裡，完成了自己的作品（圖16）。另一種方式是提供圖片，讓長輩透過選擇、裁剪和重組，表達自己的經驗。運用完稿噴膠可以讓長輩重複黏貼與調整，長輩可以不斷重新排列組合，避免因為圖片尚未黏貼固定而產生的混亂，或是因黏貼固定之後無法調整而產生的挫敗感，以減少創作過程中的焦慮。這是一個省時省事的方式。我曾經提供購物推車的輪廓，並事先噴上完稿噴膠，讓中重度失智症的長輩直接選擇想「買（的）菜」（圖17），將買的食物放入菜籃和購物車。

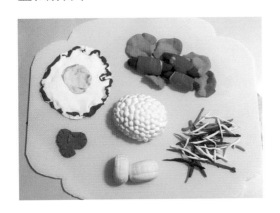

圖15：奶奶以彩色樹脂土製作先生愛吃的菜餚，包含京都排骨、邊緣焦焦的煎蛋、什錦雜菜、玉米和醬菜。

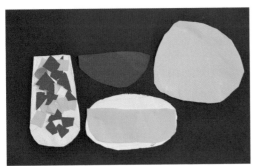

圖16：奶奶使用色紙剪出芭樂、蘋果和水梨後，完成左邊的果汁。

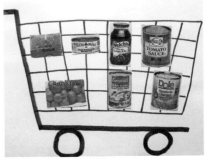

圖17：79 歲爺爺選擇自己喜歡的食物放入購物車內。

3.考量創作活動主題的變化

　　一般而言，創作活動的變化，與主題的內容、方向，以及創作的媒材和操作方式有關。可以透過直接描繪、彩繪、捏塑出「喜愛吃的菜」（圖18），也可以蒐集現成的食材圖片，用分類或拼貼出「買菜」的食物種類。主題內容可以結合節慶，例如邀請長輩創作「年菜」、「冬令進補」、「元宵」、「粽子」等食物去表達各自的經驗，或是讓長輩呈現自己「健康飲食」（圖19）的習慣、秘訣和注意事項。

　　「喜歡吃的菜餚」、辦桌或請客的「拿手菜」（圖20）等主題，除了直接的創作表達之外，我也曾邀請長輩先挑選要買的菜的圖片，再從已購買的食材中選擇可以搭配的食材，組合成一頓餐點（圖21），以連結長輩過去由家裡櫥櫃或冰箱中取出現有的食材來烹飪的經驗。或是請長輩先想好要呈現的一道特定菜餚，再去尋找所需要結合的食材圖片，透過描繪或製作出那道菜餚。也可以讓長輩選擇食材，創造出「拿手菜的食譜」（圖22）或是烹調的方式，當然也可以再延伸，創作出盛裝食物的容器。

　　團體共同創作時，我曾讓長輩先討論食材的種類，接著選擇食材的圖片分類，再共同拼貼和描繪出肉品、乳製品、蔬菜、水果、罐頭、餅乾、佐料區，團體合作創作出一個「超級市場」。也曾經讓長輩先各自描繪出不同種類的肉品、蔬菜、乾糧、水果等食材，裁剪後共同組合拼貼和描繪成「菜市場」中不同攤販的場景。由於臺灣的市場時常混合販售其他生活用品，長輩也會描繪買菜時順便逛一逛的花店或是成衣攤販（圖23）。也可以讓長輩共同創作，一起「辦桌」（圖24）。

　　活動的設計和實際的進行，都必須考量與性別、外在現實和主題經驗之間的關係。例如：雖然有爺爺說買菜是女人家的事，但當焦點轉換成

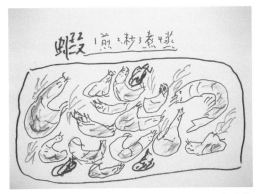

圖 18：85 爺爺用彩色筆描繪煎炒煮蒸都好吃的蔥薑蝦。

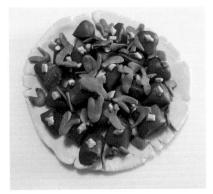

圖 20：78 歲奶奶使用彩色油土製作自己的拿手菜──蒜塔香茄子烘蛋。

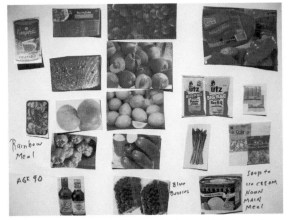

圖 19：90 歲奶奶貼出維持自己健康的彩虹飲食，午餐是一天中唯一從湯到冰淇淋的主餐。

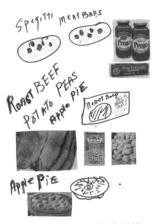

圖 21：93 歲奶奶選擇食材後，用彩色筆畫出晚餐的肉丸義大利麵、牛肉配豆子和馬鈴薯泥，以及現成的蘋果派。

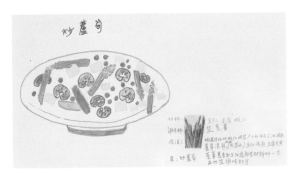

圖 22：67 歲奶奶用彩色筆畫出炒蘆筍，並寫出食譜。

他自己會想要買什麼來吃，他就會選擇被禁止食用的冰淇淋和餅乾。同樣是男性，有些榮民爺爺對於買菜、煮菜的熟悉度，會細膩的反映在他們創作的食物上。當然也有長期入住機構的長輩習慣了由機構訂立菜單，沒有個人調整的空間，會回覆表示「自己喜歡吃什麼菜不重要，都是廚師決定的」，治療師需要引導他們跳脫現實的限制。藝術治療師應理解，創作雖然以食物為主，但重要的是讓長輩表達自己的相關經驗，例如這位輕度失智的爺爺，就描繪出自己將推車放在一旁去拿菜的經驗（圖25）。

藝術治療不應該被侷限在單一的方式、技術或活動當中。創作活動的可能性是無止境的，治療師需要的是運用創意和想像力，思考和發展不同的主題與形式。治療師需要考量每個個體的獨特性和真實需要，選擇適當的媒材和媒介，用以達到治療的目標。通常，小小的調整和改變就可能發揮深遠的作用與影響。要了解如何串聯藝術創作活動，就必須了解藝術治療和藝術創作的歷程，也必須了解並熟悉各種媒材屬性和設計活動目標之間的關聯性。藝術治療師必須清楚知道，自己需要累積何種能力，才能進一步拓展表達的可能。

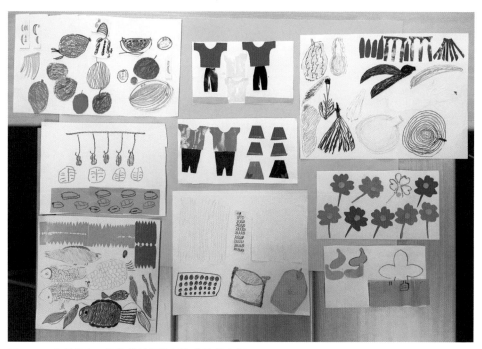

圖 23：7 位奶奶和 1 位爺爺共同繪製和剪貼的市場。

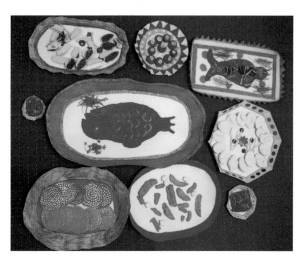

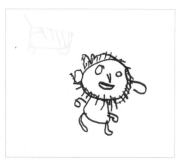

圖 25：78 歲爺爺用彩色筆描繪自己將推車放在一旁，跑著去拿其他忘記食材經驗的局部圖。

圖 24：7 位奶奶使用紙黏土製作食材和上色，並用西卡紙製作盛盤容器，共同完成的辦桌。

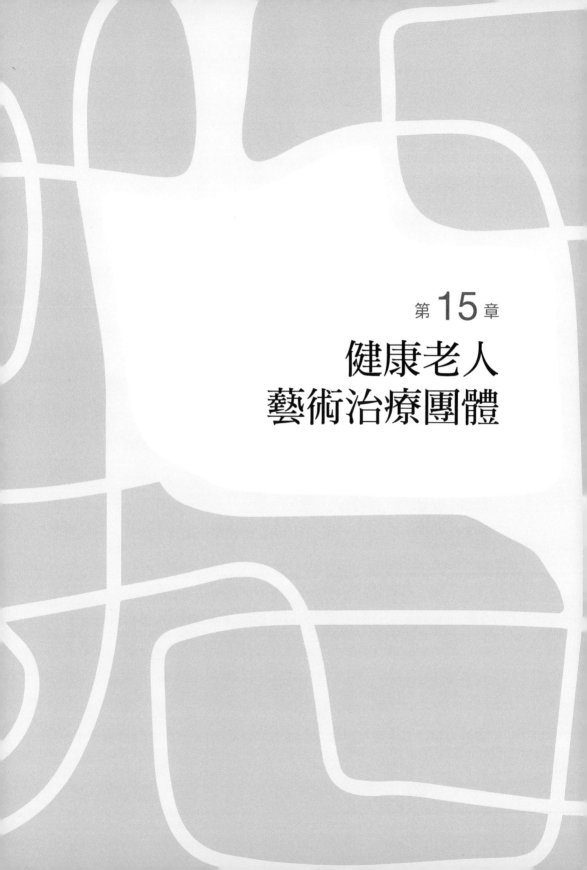

第 15 章

健康老人
藝術治療團體

　　探討老人藝術治療的文獻中，大多數是針對不同疾病型態的老人，我被邀請帶領的藝術治療團體，絕大部分也都是服務失智或失能的長輩。然而在我們生活周遭有許多相對健康的長輩，各方面功能維持較好，我們時常可見他們清早運動或是傍晚散步的身影。由於熟識者逐漸凋零或喪偶，年長者有更多社交與體驗心流的需求，需要積極主動地選擇自己想參與的活動。加上政府鼓勵社區鄰里推動老人共學和共餐，讓藝術治療團體也和健康老人越來越有交集。

促進創造性環境

　　以下分享一個為期6次的「生命故事繪本」團體，來探討健康老人藝術治療團體的歷程和發展。希望能協助讀者統整前面章節所探討「促進創造性環境」的治療架構，了解如何增進人際交流與發展體驗心流的經驗。

　　時間：連續6週、每週1次、每次2小時、上午9:30到11:30。最初考慮到清明連假，而延後團體開始的日期。每次團體結束前都會提醒下一次的時間以及團體剩餘的活動次數。

　　空間：臺北市某健康服務中心的會議室。房間是自然採光的封閉式空間，有櫻桃木色的可移動式桌子，原來擺放成U字型，內外側都有椅子，我把桌子調整擺放成長方形，只有外圍有座位。房間前後各擺一張桌子，前面的桌子放置媒材。左右兩邊各兩張桌子，每張桌子坐2人。每個人都有足夠的創作平面。長輩可自由選擇座位。

　　媒材：依據「生命故事繪本」的製作形式選擇。提供了8開圖畫紙、8開彩色粉彩紙、粗桿彩色筆、細桿的粗細雙頭彩色筆、粉蠟筆、黑色油性

筆、色紙、彩色棉紙、口紅膠、剪刀、美工刀、雙面膠和各式紙膠帶。

　　創作活動：主辦單位預設了「生命故事繪本」的活動主軸。原本，我想請每位長輩帶來從小到大10張珍貴的照片，運用相片協助他們連結過往經驗來呈現記憶畫面，但是因為有一位低社經背景的成員沒有照片，而改採讓長輩直接創作出生命的經驗片段。我每次提供一個創作主題，用一次一頁或數頁創作圖畫書的內頁，讓集結成冊的重組更有彈性。

　　團體成員：10位成員包含3位男性、7位女性，年齡範圍從71歲跨越到91歲，多數是社區獨居長者。除了馬奶奶行動較不便外，其他長輩的活動機能良好。有4位是中心服務志工。教育程度從小學、國中、高商職到大學和碩士都有。團體全程以國語進行，偶爾夾雜台語。在此敘述時，姓氏皆已變更，以符合保密性原則。

　　團體目標：協助長輩回顧生命經驗、促進統整生命經驗和尋找生命意義、增進社交互動與支持。

　　團體方案：

次數	主題	目標
1	喜歡的水果	建立團體並促進團體成員的關係互動 成員與創作建立關係、表達自我經驗
2	生長的環境	回顧生命經驗、增進社交互動
3	最喜歡的地方	回顧生命經驗、增進社交互動
4	生命中印象最深刻的	回顧生命經驗、增進社交互動
5	生命線	回顧生命經驗、增進社交互動
6	生命故事書	統整生命經驗

第一次——喜歡的水果

團體出席

8位成員出席，2位請假。一半以上成員因過去參加過健康中心活動或擔任義工，彼此互相認識，其他人較為陌生。

團體歷程

侯奶奶、英英奶奶和馬奶奶早到坐著，彼此之間沒有互動。首先，我簡單介紹團體、時間流程以及簡要討論團體的結構和規範後。然後，我請長輩自我介紹，告訴大家想要怎麼被稱呼，以及一兩件關於自己的事。由於長輩們相當熱烈地分享自己經驗，這部分使用了50分鐘。

隨後的10分鐘是暖身時間。我先以口語帶領長輩討論自己喜歡吃的水果，引導長輩們討論和比較這些水果的品種、產季和產地，並請長輩描述喜歡水果的顏色、形狀和造型特色，協助他們形成視覺化的圖像，為接下來的創作做準備。我也介紹了彩色筆和粉蠟筆的媒材特性、基本使用方式以及混色、塗抹等技巧。

創作時間有45分鐘。長輩選擇畫筆，描繪喜歡吃的水果。長輩時而反應「不會畫畫」和「畫不像」，時而安靜的創作，但每個人都願意動手嘗試。過程中，多位長輩有寫實和立體呈現的需求，因此，我協助他們嘗試和練習不同的輕重力道下筆，發展疊色、混色以及立體明暗等技巧。

長輩作品接近完成時，偶爾與座位單邊或兩旁的人互動，詢問對方描繪的圖像。有4位長輩起身在空間中走動，去看其他人的作品。有人安靜觀看，侯奶奶和英英奶奶會讚美他人作品，並在回到座位後繼續投入創作。4位長輩完成作品後陸續出去如廁。還剩10分鐘時，我開始倒數提醒，協助

他們結束手邊的創作。

最後15分鐘是分享作品。長輩輪流介紹自己喜歡的水果。中間我會穿插提問「剛剛誰也喜歡吃西瓜、小番茄？」或是「他們喜歡吃的橘子有什麼不同？」讓團體成員能注意到和自己相似喜好的夥伴，以及彼此之間的差異。

團體成員的個別狀態（依據順時鐘方向座位）

77歲的侯奶奶主動分享小時候受日本教育，家境貧苦，常常吃不飽、肚子餓。班上家境好的同學不懂什麼是「飢餓」，所以老師在一次校外遠足時，刻意欺騙全班，告訴大家不用自己準備點心，說她會為大家準備好吃的點心，讓同學體驗飢餓的感覺。侯奶奶樂於分享，提到自己喜歡吃自助餐，並教大家盛湯的技巧，要耐心地等待料（食材）沉澱後再撈起。我必須適時打斷和接話，才能讓其他長輩有機會介紹自己。她自發地投入創作，且不需任何引導。後來，起身繞一圈看見陳爺爺的作品，才再畫了香蕉（圖1）。分享討論時，仍是第一位主動介紹自己作品，並開心地接受大家給予「蘋果畫得很真」的讚美，她也清楚記得別人的喜好。

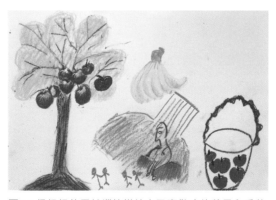

圖1：侯奶奶使用粉蠟筆描繪自己喜歡吃的蘋果和香蕉。

　　80歲的郭爺爺靦腆地介紹自己是一位廟公和廟的所在地。我詢問他平時做些什麼，他回應會將大家拿到廟裡的糖果餅乾分給鄰居吃。創作過程中，他每畫完一樣水果就停頓等。我需要引導詢問：「還有沒有喜歡什麼水果？」之後，他才繼續畫其他水果。後來，他看見旁邊奶奶畫的小番茄，也加上了小番茄（圖2）。爺爺畫完圖之後，會在旁邊寫上水果的名稱，分享時，他特別強調因為要控制血糖，所以不能吃太甜的水果。

　　75歲的英英奶奶介紹名字時，提供了大家可以聯想記憶的方式。她分享自己過去從事文書管理的職業，喜歡去爬山看海，並在中心擔任義工。她使用粉蠟筆依序描繪了她喜歡吃的三種水果（圖3）。過程中，她詢問要如何讓芭樂和鳳梨看起來圓圓的有立體感。經過我的引導之後，她嘗試混色，呈現水果的明暗、陰影。她對於新的描繪方式感到好奇和有趣。不論是坐著或是起身走動，她都友好地和他人互動。分享時，奶奶先說自己畫不好，再介紹自己喜歡吃的鳳梨、芭樂和小番茄。

　　陳爺爺笑咪咪地說自己年事已高，已經91歲了。他緩緩道來兒時家境優渥，家裡是做茶葉和紙業生意，他最喜歡和最感到興奮的事情就是去觀賞每年一次的馬戲團表演。後來因為有兩位長輩出去收錢，都自己花掉了，沒有拿回家而家道中落。因此，他覺得必須幫助別人，所以擔任當義工。他先用粉蠟筆描繪了一根香蕉，和我說自己現在只吃香蕉後，又畫了一整串香蕉，最後畫了一根偶爾吃的芭蕉（圖4）。分享時，他客氣的說自己沒有畫的很好，但微笑的接受別人讚美。

　　75歲的鄭爺爺稍晚進入團體，分享自己的經歷時表情較嚴肅。他提到38年隨父母來臺，從小就是台糖子弟，在全省四處遷移。後來，他自己則因為工作，被派駐在國內外不同的紡織廠。創作時，他為了貼近他想要

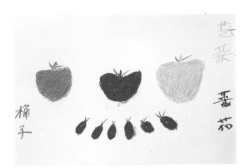

圖2：郭爺爺使用粉蠟筆描繪喜歡吃的番茄、
芭樂、橘子和小番茄。

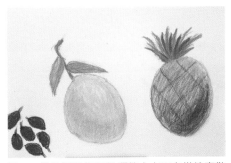

圖3：英英奶奶使用粉蠟筆由右而左描繪喜歡
吃的鳳梨、芭樂和小番茄。

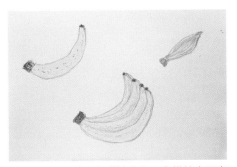

圖4：陳爺爺使用粉蠟筆由左而右描繪自己喜
歡吃的一根香蕉、一串香蕉和一根芭蕉。

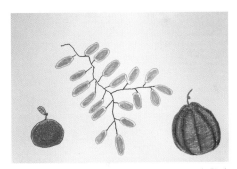

圖5：鄭爺爺使用彩色筆和粉蠟筆描繪喜歡吃
的葡萄、西瓜和橘子。

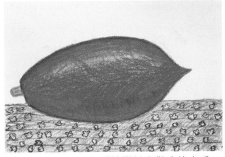

圖6：吳奶奶使用粉蠟筆描繪喜歡吃的木瓜。

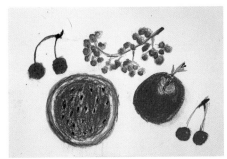

圖7：馬奶奶使用粉蠟筆描繪喜歡吃的大西瓜、
番茄、龍眼、荔枝和櫻桃。

的色彩，搭配使用兩款彩色筆，先描繪喜歡的智利綠葡萄的橢圓形輪廓。當他發現，他想要介於兩種深綠和淺綠中間的綠色時，主動詢問我要怎麼辦。我們討論了不同的可能之後，他透過重複畫兩層來加重顏色。他很著重細節的畫了小玉西瓜和茂谷柑，也試著練習用粉蠟筆混色來呈現立體感和層次感（圖5）。爺爺對自己作品整體感到滿意，分享時也能接受別人的讚美。

一開始，73歲的吳奶奶就表達自己不擅長畫畫，也沒有興趣。她說自己喜歡插花和當志工。她雖然很快地用粉蠟筆畫出木瓜，卻覺得自己畫得不好。我們討論之後，發現她想要呈現果實飽滿的效果。於是，我引導她增加筆觸，填滿本來稀疏的表面，並練習堆疊色彩，區分斷面去呈現出立體感。她的作品不但獲得其他人的讚賞，她自己也興奮地說：「木瓜看起來好好吃。」最後，她覺得畫面空空的，進而畫上桌布，但又覺得怪怪的。我們討論之後，她塗上淺藍色，覺得作品因此鮮活起來，也感到很滿意（圖6）。分享時，她樂於接受別人的讚美。

84歲的馬奶奶提到自己是鄭成功的後代，雖然因為是女眷而沒分到財產，但自小就在優渥的環境中長大。奶奶全心投入創作，逐一畫出自己愛吃的水果（圖7），除了詢問我如何呈現出龍眼粒粒分明、荔枝表皮皺褶的效果之外，過程中沒有和其他人互動。她對討論和嘗試畫出來的效果以及自己的作品都感到很滿意。分享時，她對其他人的作品展現出好奇心。

團體結束後，一位奶奶表示對創作不感興趣，我們流失一名成員，也招收了另一位新成員。

第二次——生長的環境

團體出席

有9位成員出席，1位請假。

團體歷程

暖身討論大約10分鐘。一開始談到成長過程的居家環境，多數長輩馬上回應小時候住在鄉下，然後陸續陳述環境，說鄉下空氣清新，家院周圍種了很多的樹和花，也談到有芒果、芭樂、香蕉等果樹和竹林，周遭有竹籬笆、田地和溪水，家中養了牛、雞、鴨、鵝。

90分鐘的創作時間中，大家不約而同的選擇了粉蠟筆，專注的投入創作。過了1小時左右，開始有人陸續去上廁所，或是起來觀看其他人的作品。英英奶奶帶來芝麻糖分給大家當點心。過程中，多數長輩面臨的問題是如何將心中的意象描繪出來，因此我協助長輩們以口語釐清想要表達的景象，並繼續練習混色、疊色和擦拭、塗抹的技巧。

最後20分鐘是分享討論的時間。長輩們依序介紹自己的成長環境。雖然大家的童年環境有許多相似的元素，我透過「喜歡做什麼」等提問，協助長輩們更仔細地陳述個人的經驗。

團體成員的個別狀態

侯奶奶自發地描繪後方地上畫的跳格子，接著在紙張前方畫出開心的孩子們，右邊畫了一棵樹。只有在想畫絲瓜棚的時候，她才詢問要怎麼把棚架畫得立體。她呈現了棚架上懸掛著高低起落的絲瓜。之後，她起身繞了一圈，回來又畫了水田（圖8）。分享時，她提到小時候大家開心地跳格子的記憶，其他長輩也回應有相同經驗。她指出她沒有畫香蕉樹，但解釋

了香蕉葉的特徵和畫裡的樹葉不同，並分享小時候去水裡抓魚，以及採香蕉和摘絲瓜吃的經驗。

郭爺爺本來以虛線簡單勾勒出47年興建的土地公廟輪廓。我透過提問、討論促進擴展和連結他的經驗的影像後，他陸續畫出前方的天公爐、左邊的金紙爐、右邊的樹以及中間的供桌（圖9）。過程中，他向鄰近的成員說明，有人專門包遊覽車上來拜拜，以及神蹟靈驗的經驗。分享時，他再次強調土地公的神蹟顯赫，並表示依據民俗風水地理曾在龍邊種樹，但這棵樹後來因為城市開發被砍掉。虎邊則是放金紙爐。當成員詢問如何區別龍邊、虎邊的時候，他把作品放在自己前方，說明「左青龍、右白虎」，也邀請大家有空去那裡走走。

英英奶奶先畫出竹林，然後接續畫出房子、大樹和花朵。過程中，她詢問如何畫出屋頂的茅草，並繼續嘗試混色、疊色的練習（圖10）。中間，她起身繞一圈，看見吳奶奶的畫，表示她家的房子比較豪華，自己的比較小間。分享時，她談到竹林裡有螞蟻窩，並主動問大家是否看過螞蟻窩。她也描述會有蜜蜂飛過，但她來不及畫樹上的蜂窩，並分享挖竹筍吃的經驗。

71歲的阿香奶奶先從ㄇ字型兩側的樹林畫起，等到要畫中間的兩層樓透天厝時，她先拿另一張紙在旁邊構圖，確定之後才畫上去（圖11）。她主動詢問如何讓周邊的樹林有遠近的效果，也透過下筆上色的輕重來呈現遠近。分享時，她表示這是自己兒時在苗栗的家，5個兄弟姊妹各自有一個房間，樓上也有男女分開的通鋪，邀請大家可以一起約好去作客。她表示ㄇ字型的樹林地下常開滿各式的小花，很美麗。

73歲的江奶奶一進到團體，就拿著衛生紙擦汗，說自己一點都不想

出門，對畫畫也不感興趣，心情不好。創作時，她表示自己「頭腦現在不好」、「腦袋空空，什麼都想不起來」。我請她將眼睛閉起來，注意有沒有影像浮現。她回應說有大樹。她畫出左邊的大樹和花之後，主動詢問我要怎麼畫牛，並在我們討論造型特徵之後畫出了牛。完成房子輪廓後，她又詢問怎麼畫窗戶。我問他窗戶是雙邊或單邊，以及是長形還是方形之

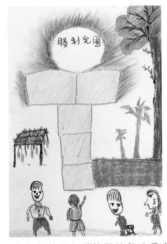

圖 8：侯奶奶使用粉蠟筆描繪兒時環境中的開心跳格子的孩子、絲瓜棚和水田。

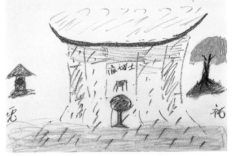

圖 9：郭爺爺使用粉蠟筆描繪自己興建的土地公廟。

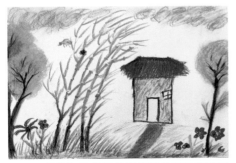

圖 10：英英奶奶使用粉蠟筆描繪兒時鄉間景色。

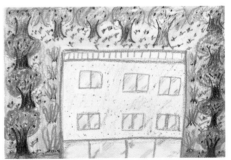

圖 11：阿香奶奶使用粉蠟筆描繪兒時居住的透天厝和環境。

後，她作出回應，也自己畫出窗戶。最後，在討論特徵和造型之後，她畫了水稻田和田中的兩隻白鷺鷥（圖12）。隨著畫面越來越豐富，奶奶臉上開始露出了笑容，甚至說：「很有趣、很開心」。分享時，她描述了以前家鄉的環境，以及牽牛和養雞的經驗。

鄭爺爺自發地描繪右邊的鳳凰木，接著要畫左邊遠方層疊的山景時，詢問我遠山的顏色要怎麼畫。在小紙片上混色練習後，他在紙上畫了山景，也一併呈現出白色的山嵐，以及池塘、荷葉和荷花。畫了鳳凰花之後，他覺得紅色不夠鮮明，我請他先畫白色後再畫上紅色。他花了很多時間仔細堆疊顏色，本來擔心遠近不分所以周圍留白，後來試著用輕筆觸和推抹色彩而找到自己要的感覺（圖13）。分享時他說明這是幼時成長的嘉南平原景觀，前方是學校的荷花池塘以及鳳凰木，特別強調是荷花而不是睡蓮，所以有莖而花亭亭玉立，以及談到鳳凰花開就是畢業的季節，花落後會有黑褐色棒狀的果莢種子。

陳爺爺和其他人的經驗不同，他表示幼時住在嘉義市區，說完之後就很安靜。一開始創作時也有些遲疑，不確定要如何動筆。我們討論之後，他描繪了自家的兩層透天厝。他先畫二樓房間和桌椅，再畫出一樓的馬路和大門。過程中，他詢問玻璃推門要怎麼畫出玻璃的感覺，最後，他畫了家裡的錢櫃、樓梯和兩側連在一起的房子（圖14）。分享時，他表示小時候住在市場旁，周圍也都是透天厝。他特別描述以前的錢櫃規格很大，只有一個開口讓人投錢進去。其他長輩好奇錢櫃有多大，並回應錢不容易拿出來。他也說明，旁邊有櫃子，擺放販售的產品，以及在大廳後面有茶葉加工的房間和特殊裝置。

吳奶奶自主地描繪房子，詢問我如何呈現磚、瓦後，也能在討論後

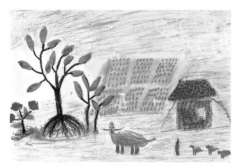

圖12：江奶奶使用粉蠟筆描繪兒時鄉村景觀。

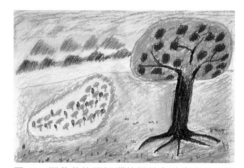

圖13：鄭爺爺使用粉蠟筆描繪兒時嘉南平原的
景觀。

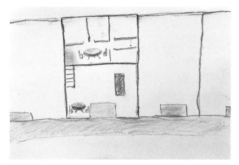

圖14：陳爺爺使用粉蠟筆描繪兒時居住的商住
透天厝。

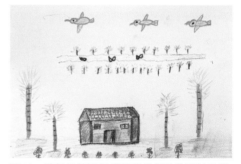

圖16：魏奶奶使用粉蠟筆描繪兒時的鄉村景觀。

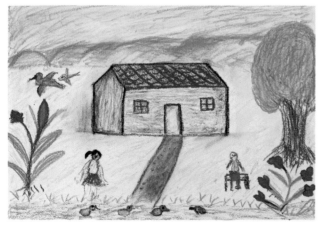

圖15：吳奶奶使用粉蠟筆描繪
兒時的鄉村景觀。

獨立描繪出來。她逐步呈現大樹和花朵，前方的小河與鴨子，以及後方有山嵐和鳥。我們也討論了如何畫出鳥的翅膀。創作過程中，她會不時和旁邊魏奶奶聊天並鼓勵她。最後，她又加上右邊坐在椅子上的小男孩，以及左邊站著的小女孩（圖15）。奶奶分享時描述生長的環境，表示沒有畫出河裡的魚，但會抓魚和鴨子來吃。兩側是大朵扶桑花，畫中的小女孩是自己，很開心的大聲和男孩說話。

79歲的魏奶奶上週請假，所以一直擔心不會畫畫，過程中不斷確認要怎麼畫才可以。經過引導討論和口語描述之後，她先選擇畫小溪的顏色，著手畫後方小溪和兩側的樹木，再描繪下方的房子和樹，最後畫天空的鳥（圖16）。奶奶覺得自己畫不好，沒有自信分享作品，但談到兒時經驗時，逐漸變得比較放鬆，表示常在溪邊抓魚、看鳥飛、看草地上的花。

第三次——最喜歡的地方或美好的旅遊

團體出席

10位成員出席。

團體歷程

由於成員陸續抵達，團體晚10分鐘才開始。已到的成員協助分發和擺放媒材。暖身討論進行了10分鐘。一開始，我介紹色紙和彩色棉紙不同的特性、拼貼和撕貼的操作方法，以及簡單的技巧。接著請長輩回想以前去過什麼地方，最喜歡哪個地方、喜歡什麼景物，並討論創作的主題。

長輩使用90分鐘創作。創作歷程中，他們都非常專注，直到最後才有人在團體中走動，觀看其他人的作品。我提醒大家還有10分鐘時，長輩們

紛紛表示沒注意到時間過得這麼快，都忘記要去上廁所了。

最後10分鐘的分享討論中，長輩們對彼此作品展現出高度的興趣，並且給予讚美。

團體成員的個別狀態

侯奶奶拿起剪刀直接剪出海浪的波紋，接著是左邊的椰子樹和右邊的島嶼，再逐步依隨自己的想法增添船、鳥、太陽等其他細節，最後以彩色筆描繪島上的房子（圖17）。分享時，她表示喜歡去海邊，看陽光照的波光粼粼，看船隻悠閒通過。雖然和別人不同、沒有機會出國旅遊，但是她覺得臺灣的風景也很美麗。

團體開始10分鐘之後，鄭爺爺才抵達。他選用彩色棉紙，仔細地比對色彩，找出最合適的顏色。完成了山和天空之後，他試著剪出流水，但嘗試幾次都不成功，於是他詢問我如何呈現出蜿蜒的效果。我們討論之後，他終於能剪出自己想要的感覺。他也詢問我用什麼顏色畫魚群才不會那麼明顯，我請他嘗試畫在剪下的碎紙上，他選用了灰色（圖18）。分享時，

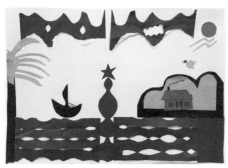

圖17：侯奶奶剪貼喜愛的海景。

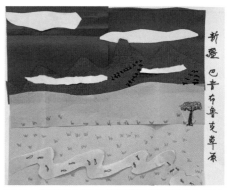

圖18：鄭爺爺以彩色棉紙剪貼新疆巴音布魯克草原的景色。

他表示自己呈現的是天山的景觀，他本來想要在畫面中央做一個光芒四射的太陽，但時間來不及，後來他想了一想，覺得這樣反而更好，因為如果太陽在畫面中央，那麼背光就看不見要呈現的景象了。最後，他拿筆寫下：「新疆巴音布魯克草原」。

郭爺爺很清楚的知道自己想要呈現海浪，也表達自己喜歡畫面簡單，本來想要貼一整片藍色的色紙。經過引導和討論之後，他透過撕紙的方式來呈現波浪的層次。最後，他剪出紅色有光芒的太陽，在右方題字「海浪天空」（圖19）。分享時，他表示自己喜歡天空是一片清明的海景和有光芒的烈日。

江奶奶晚到，並且表示天氣很熱，她不喜歡在夏天出門，流很多汗，很不舒服。我請她先稍作休息。奶奶和我討論如何展現山頂未融的白雪，並選擇以撕的方式呈現，她貼好藍天和山嵐後，接下來就自主的用剪紙和撕紙的方式完成創作（圖20）。她分享前往加拿大旅遊的經驗，提到湛藍的天空對比出山頂白雪的美景，她在途中看見不同種類的動物，像是那隻黃色的鳥。她也說明咖啡色的那一隻可以當成是松鼠、鹿或其他動物。

英英奶奶很有玩興地嘗試不同的創作方式，透過剪或撕紙，組合成不一樣造型的樹與草地。她用鏤空和重疊貼上的方式，呈現天空白雲的不同層次，畫面中還有一個紅太陽。最後，她剪了各種顏色的圓點做花，意外發現將圓點放在樹上點綴也很美麗（圖21）。奶奶分享喜歡有花有樹的環境，時常到大自然爬山和踏青，總會發現蝴蝶和昆蟲的身影。

阿香奶奶全程獨立創作，同時選用色紙和色棉紙，也結合了剪與撕的方式拼貼海邊的景色。畫面中有天空、海面波紋和海底，最後她再使用彩色筆描繪船上的人，以及海底的魚、海星和水草（圖22）。分享時，奶奶

描述畫面內容唱起：「白浪滔滔我不怕。」並談到自己以前教孩子剪貼的經驗，但是已經忘記怎麼折紙船了。

　　馬奶奶徐緩地運用剪刀剪出不規則形狀的雲朵，以及不同造型的海浪、船和黃色的太陽，最後再使用彩色筆描繪出船上的人及海裡的魚（圖23）。奶奶分享自己喜愛觀賞海邊的景色，即便出國也是如此。同時，她也總是心繫臺灣，特別介紹畫面右方的臺灣島，是自己深愛的家園。

　　一開始，陳爺爺遲遲無法動手，思考著如何呈現心中的景象。他剪出樹和太陽的造型後，表示畫面留白是為了呈現冬天的雪景，之後，他貼上代表天空和地面的長條，最後使用彩色筆描繪天上飛的鳥（圖24）。分享

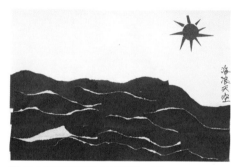
圖19：郭爺爺拼貼海浪天空一隅。

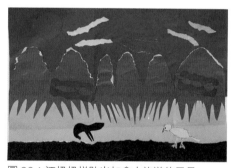
圖20：江奶奶拼貼出加拿大旅遊的風景。

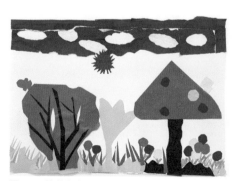
圖21：英英奶奶拼貼大自然的美景。

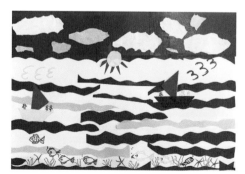
圖22：阿香奶奶拼貼的海邊美景。

時，爺爺表示自己前往美國看兒子，適逢耶誕節，看見巨大的聖誕樹以及銀白色的雪景，印象深刻。

吳奶奶專注且獨立的創作。她先撕色紙，拼出遠山，接著結合撕與剪的方式創作水波紋，最後使用剪刀修剪天空、雲和草，更透過折疊色紙剪出花的造型，呈現出自然美景（圖25）。奶奶分享自己喜愛有山有水的美麗景緻，喜歡在戶外踏青賞花，空氣清新且有好心情。

魏奶奶先撕色紙做成遠山，並拼貼畫面上方的藍天和下方的土地。雖然她仍然對自己沒有信心，但是確認的詢問次數逐漸減少。她將大中小三種不同尺寸的樹做出對稱的拼貼，也仔細地剪一簇一簇的草。她原本剪

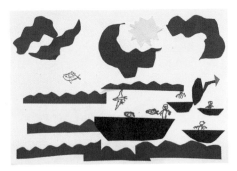

圖 23：馬奶奶拼貼的海邊美景。

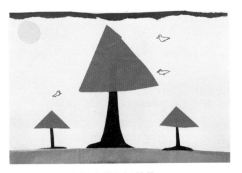

圖 24：陳爺爺拼貼的聖誕美景。

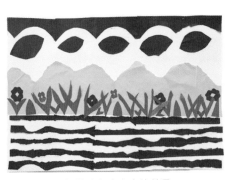

圖 25：吳奶奶拼貼有山有水的美景。

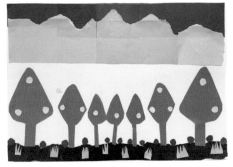

圖 26：魏奶奶拼貼的風景。

了紅、桃紅和黃色的小圓點做花，後來將黃色圓點當作為樹上的果實（圖26）。奶奶分享自己喜愛藍天、青山、有花有樹的大自然美景。

🗂 第四次——生命中印象最深刻的⋯⋯

團體出席

8位長輩出席，2位請假。

團體歷程

當天下雨，團體成員陸續抵達。英英奶奶和吳奶奶談到雨天交通受影響，馬奶奶提到自己搭計程車前來，回程的路線會比較順暢，來的時候需要繞一圈。團體晚10分鐘才開始。

暖身討論10分鐘。我邀請長輩選擇自己生命中印象最深刻的事情來創作表達，大家馬上詢問：「那要做什麼？」我進一步引導他們聯想，從小到大有沒有什麼印象深刻的經驗，像是童年、求學還是工作。英英奶奶問，「可以是去玩的經驗嗎？」我回應當然可以。他們可以選擇用繪畫、拼貼或是結合兩者的方式創作。幾位長輩本來選擇要拼貼，後來都改成用描繪的方式。85分鐘的創作時間裡，大家都很專心創作。除了馬奶奶之外，大家偶爾停頓，和身邊的長輩聊天，並分享自己作品。最後15分鐘的分享討論時，大家輪流分享，並互相讚美彼此的作品。

團體特殊事件

魏奶奶到的時候，發現馬奶奶坐在她前兩週的座位上，詢問我為什麼不能固定座位，馬奶奶回應自己第一次就是坐在那裡，魏奶奶露出不解的表情，我澄清說明魏奶奶第一次團體請假，當時是馬奶奶坐那個位置，接

著第二、第三次團體則是魏奶奶坐在那個位置。吳奶奶隨即對魏奶奶招手說「妳來我旁邊坐」，魏奶奶因而坐在馬奶奶和吳奶奶的中間。

團體成員的個別狀態

侯奶奶馬上表示要用畫的，但是花了一點時間思考要畫什麼。我和她討論的時候，她注意到自己最在意的就是有沒有吃飽，因此先畫出一張餐桌，接著描繪桌上的食物和環境（圖27）。奶奶簡要分享自己作品的內容，提到雖然家裡沒錢養寵物，但是她還是畫了自己喜歡的貓咪。接著她要大家猜一猜，她去年過年花了多少錢？她告訴大家，因為兒子沒有回來，所以她花不到200塊準備年夜飯。全部的奶奶都建議她不必太省，應該要對自己好一點。

郭爺爺本來想做拼貼，後來先從畫面中央開始畫，接著是左邊的樹、下方的書桌和鉛筆（圖28）。和之前一樣，我還是需要透過提問，促進他進一步呈現出腦海中的記憶畫面，連接經驗。他強調不喜歡畫面太複雜，為了畫面乾淨，他再拿另一張紙，畫出自己和朋友大家一起玩球的畫面（圖29）。分享時，他提到這些童年時期深刻的物件和畫面。

英英奶奶拿出手機，找出她想復刻的照片。她先以鉛筆構圖，再用彩色筆勾勒，以粉蠟筆上色，描繪了參加北歐五國旅行團的經驗，其中令她印象最深刻的就是湛藍天空及高聳的教堂（圖30）。分享時，她提到這是自己在74歲的時候，第一次獨自一個人參加旅行團，沒有認識的人陪伴，對北歐的景觀留下深刻的印象。和她熟識的阿香奶奶和吳奶奶計算出那是4年前的事情，魏奶奶則回應：「怎麼不找家人朋友一起出遊？」

阿香奶奶畫了兩幅作品，一張是坐在教室內上課的自己（圖31），另一張是在窗外玩耍的妹妹（圖32）。分享時，她提到小學時期，媽媽要求

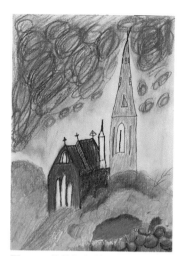

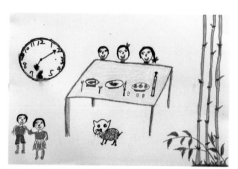

圖27：侯奶奶使用彩色筆和粉蠟筆描繪溫飽
的餐桌。

圖30：英英奶奶使用彩色筆和粉
蠟筆描繪北歐旅遊的印象。

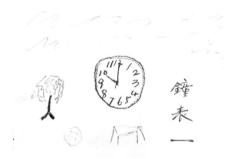

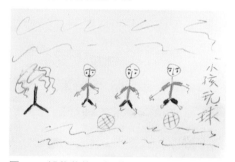

圖28：郭爺爺使用粉蠟筆描繪兒時印象深刻
的物件。

圖29：郭爺爺使用粉蠟筆描繪和朋友一起玩
球的經驗。

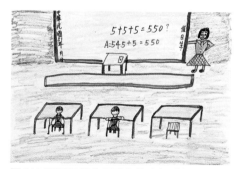

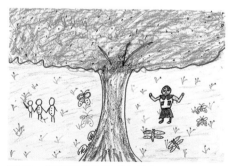

圖31：阿香奶奶使用彩色筆和粉蠟筆描繪在
教室內上課的自己。

圖32：阿香奶奶使用彩色筆和粉蠟筆描繪
在教室外玩的妹妹。

她帶妹妹一起上學，她坐在教室內無法專心上課，因為總是擔心妹妹被人帶走，她的視線總是飄向窗外，看著在大樹下、草地上玩耍的妹妹。後來她因為不專心上課，無法回答黑板上的數學題，而被老師處罰。回到家以後，她很生氣的告訴媽媽，絕對不會再帶妹妹上學，否則她自己就乾脆不要上學了。幸運的是，自此之後就不必再帶妹妹上學。奶奶為了不去當女工，到臺北努力的半工半讀，考上女師專，她強調念書的重要。

陳爺爺先用鉛筆構圖，重複幾次描繪和擦拭後，以彩色筆畫出以前在銀行工作的自己和辦公桌景象。分享時，他談到自己在銀行服務了45年，最後當到了經理。他說明，自己前面坐的是行員，站在自己旁邊的是工作人員（圖33）。畫面中間的時鐘是三點半，爺爺談到這個時間的特別意義是要軋支票，害怕跳票，其他長輩全都很有感的做出回應。他表示自己必須等到把畫面右邊的金庫鎖起來之後才能下班，通常已經過了5、6點。吳奶奶也回應自己的媳婦在銀行工作，通常都要7、8點才會到家。

吳奶奶先拿出手機找照片，想描繪童年時喜歡玩風車的自己，隨後能夠直接描繪連結的經驗（圖34）。分享時，她談到創作的歷程，本來只是想畫童年玩風車的自己，在畫草地時，卻想到了去探望住在瑞士的兒子一家，帶著孫子們放風箏的情景。印象中，路邊的樹長滿小櫻桃，但當地人不會亂摘採路邊的水果，她表示當地的櫻桃既美味又便宜。

魏奶奶本來有些遲疑，聽見別人提到要描繪旅遊經驗之後，她本來想呈現去南美洲旅行看過的羊駝，後來覺得羊駝不容易表現，而決定要拼貼的的喀喀湖。奶奶使用色紙先拼貼藍色大湖，下方有水草。她想要做中間兩艘紅色的船，但不確定如何剪裁出船的造型，經過詢問和討論後，她以黑色簽字筆描繪出郵輪的房間，最後再做湖邊的草地（圖35）。分享時，

她描述超過400公里的大湖，一望無際的景觀和搭乘郵輪的經驗。

　　馬奶奶一開始就清楚地表達她要拼貼，也要繪畫。她先剪貼出政大的校門口以及左邊的餐飲店，再描繪校園的教學大樓和樹木，最後畫出在校園散步和騎腳踏車的學生（圖36）。她分享自己60幾歲，快要從服務的大學退休時，收到教育部增進輔導知能的要求，因此努力準備，之後順利考取國立政治大學，認真學習且順利畢業。她覺得這是自己這一生的重大成就，也很感謝國家公費的栽培。

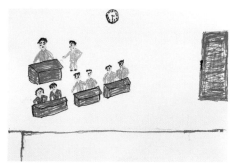

圖33：陳爺爺使用彩色筆描繪銀行工作一隅。

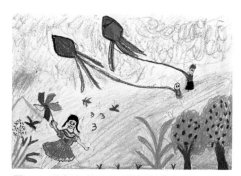

圖34：吳奶奶使用粉蠟筆描繪到瑞士探望兒子一家的經驗。

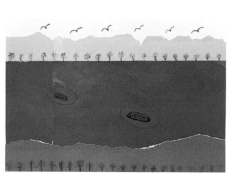

圖35：魏奶奶運用色紙拼貼的的喀喀湖的景色。

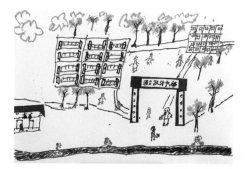

圖36：馬奶奶運用拼貼和彩色筆描繪公費求學的經驗。

🖐 第五次——生命線

團體出席

　　7位長輩出席，3位請假（生病、事先安排別的事情）。

團體歷程

　　侯奶奶、吳奶奶和英英奶奶提早抵達。侯奶奶談起自己不想處理財產，讓子女自己分就好，吳奶奶建議可以自己先做安排。由於當天下雨且伴隨豪大陣雨，英英奶奶說自己提早了20分鐘出門，搭公車才不會遲到，她也說吳奶奶早上打電話跟她說雨太大了，不想出門，自己請她等雨小一點再騎腳踏車出發。魏奶奶接著說，騎腳踏車不容易同時撐傘，她自己住得近，所以很方便。剛抵達的阿香奶奶說，自己本來以為雨太大不能來，其他奶奶們說，一進來就知道她還沒到，因為她的腳踏車很好認。阿香奶奶說明自己的腳踏車後座有籃子，所以很好認。大家接著討論時間過得很快，團體下週就要結束了，覺得很捨不得。他們表示，發現每次時間都過得很快，都會畫到忘記去上廁所。侯奶奶說，自己下週要去做身體檢查，也許會晚一點到，魏奶奶則說很可惜，下週已排好要去旅遊，沒辦法來。

　　團體晚了10分鐘開始。15分鐘的暖身活動是討論個人從出生到現在的歷程。長輩各自談到彼此的年齡，接著是人生的經驗。我問大家，如果人生歷程像是道路或是河流，會是什麼樣子？英英奶奶馬上說，自己的人生很坎坷，阿香奶奶接著說自己也是，所以要畫山路，因為爬山很辛苦。吳奶奶馬上接著說，這樣今天會畫不完，開玩笑說會回不了家。

　　創作過程一開始，英英奶奶、阿香奶奶和吳奶奶邊畫邊談到小學念書最開心了，她們都是從7歲的自己畫起。阿香奶奶生動地說，自己以前上學

都是跳曼波舞回家的，因為中午太陽大、石子燙，她必須要跳到土地或草地上，才不會被燙到腳。吳奶奶接著說：「對對對，因為以前都沒有鞋子穿。」過了一會，英英奶奶問：「那妳們有背書包嗎？」奶奶們分別說自己帶媽媽做的手提袋，吳奶奶回應自己也提小花袋。

除了陳爺爺小時候躲過空襲，其他奶奶都是臺灣光復後出生的。吳奶奶說自己的奶奶告訴她，以前日據時代，士兵要吃什麼就自己拿。日軍會隨便抓大家養的雞或摘種的水果，如果小孩子不乖，就被日軍抓起來拋到天上，用刺刀一刺，所以大家都很害怕。接著大家討論到日軍會掠奪個人資產和物產。魏奶奶說自己家種的米也是，害怕被日軍拿走，所以會偷偷地藏在床底下。吳奶奶則提到自己家的榻榻米、方糖被日軍搶走。奶奶們紛紛表示無法了解為什麼現在人會說日本好，她們討厭聽到人家說日本統治的時候，臺灣治安好，因為根本是恐怖統治。她們共享存在的文化脈絡。鄭爺爺10點抵達，我簡要說明創作主題，阿香奶奶也分享了自己用山路來呈現生命軌跡。此後，大家就很安靜且專注地描繪自己的作品。

我本來只預留了20分鐘做分享討論。由於每位長輩都開放且真摯地進行分享，大家除了仔細聆聽，也紛紛自發回應。分享的對話中，有傷痛也有力量。團體晚15分鐘結束。

團體成員的個別狀態

侯奶奶自主的描繪，過程中幾度詢問和確認如何書寫某幾個字。她用一張圖簡略的介紹自己生平：幼年沒煩惱、快樂上學，之後遠離家鄉謀生、以貨車代步，一家有二十幾人和樂融融。她起身繞一圈之後，再做了些微的修改調整（圖37）。她表示自己從小家境清寒，20歲離家，22歲結婚，生了兩男一女，大女兒生了5個兒子，本來還想要繼續生，希望生個女

兒，後來放棄。大家說五子登科，她回應家中有五子，但沒有登科，還好後來媳婦生了第一個孫輩就是女的，一了女兒的心願，奶奶開心地說自己當「祖」了。其他奶奶們都恭喜她。

鄭爺爺專注的描繪，中間詢問我如何畫藍天、白雲、小狗（圖38）。他主動第一個分享，表示自己的人生是30歲結婚之後才開始的。夫婦倆育有一女，三個人後來都信天主教。他畫了教堂，說到天主教堂常常蓋在山坡上。50歲之後經常被外派到南非、中國大陸、賴索托和越南，因而和妻女聚少離多，一開始，一去就是6個月，後來變成3個月可以回臺一次。60多歲在國外退休後，回到臺灣，沒過多久，太太就生病過世。他畫了黃色和紅色的花海，分享他去合歡山看見一片杜鵑花海很美，奶奶們也回應自己受感動的經驗。畫面右方的一個大十字架，希望未來一家三口都能夠在天堂相聚。最後，他提到一直記錯時間，以為團體是10點開始。

英英奶奶先畫出7歲笑得燦爛的自己，接著畫鄉下的景觀和石子路，以及8歲喪父而流淚的自己。然後接上另一張紙，畫了18歲結婚的自己以及4個小孩（圖39），她能自主的描繪。分享時，她談到自己悲喜交雜的一生。小時候的她一直很開心，說到8歲父親過世時哽咽了，她流淚分享當時自己背著不到一歲的妹妹，爺爺重男輕女，不要4個姐妹們，單單帶著哥哥搬去彰化，媽媽辛苦的帶大4個姐妹，但後來經濟實在過不去，不得已把妹妹送養出去。奶奶說18歲結婚，嫁得很好，丈夫人很好，讓自己覺得幸福。她特別強調自己當時很瘦、有腰身，其他長輩都笑了。鄭爺爺還回應她現在也很瘦。後來，她生了3個女兒1個小兒子，老大胖胖的，兒子事業有成。她有5個孫子，兩個女兒各生了一對子女，兒子則有1個女兒。

阿香奶奶很快畫完山路，先接上另一張紙，然後再仔細添加畫面的場

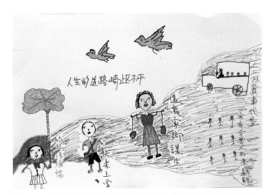

圖 37：侯奶奶使用彩色筆描繪人生崎嶇不平的道路。

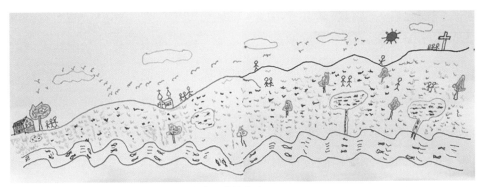

圖 38：鄭爺爺使用彩色筆描繪自己婚後才開始的人生。

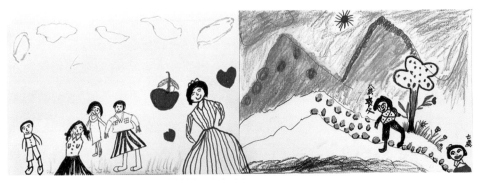

圖 39：英英奶奶使用彩色筆和粉蠟筆描繪生命路程。

景。她寫了：「出生時無紫光祥雲」、「走在崎嶇的山路上、告訴自己只能勇往直前」（圖40）。分享時，她表示自己家裡重男輕女，年紀稍長來到臺北之後，她不甘心也不希望自己只能當女工。她的人生後來「漸入佳境」，有師大的老師認她為乾女兒，而住在老師家，因為師專的學費比較便宜，而進入師專就讀，畢業之後，她開設幼兒園，非常認真經營，半夜睡覺的時候，如果想到什麼好點子，也會馬上爬起來寫下來。如果有學生不來了，也會認真檢討是不是有什麼地方沒有做好。後來先生指出自己名利都有了，不需要再這麼努力了。

陳爺爺以人生階段來區分畫面。從爬行的小嬰兒畫到童年時，覺得老虎畫得不像，經過我們討論之後，加上了虎紋。他畫新臺幣飛了代表他的人生低潮，也畫了之後擔任導護的生活（圖41）。爺爺分享自己小時候日子過得很平順，5歲前喜歡看馬戲團表演，之後順利在銀行工作，退休前當到經理、月領14萬。奶奶們回應即使是現在也是高薪。退休後因為人作保而跌入人生低潮，他當時足不出戶、抬不起頭來，除了很想死之外，身體有著各式各樣的疾病，包括心臟病、高血壓、糖尿病，還因為嚴重大腸扭轉而開刀，當時每天醒來他都覺得怎麼還沒死、怎麼死不了。他又談到太太陪在身邊，沒有責備他，以及她為人善良的各種行蹟。後來外孫女上小學，替媽媽簽了擔任導護志工的同意書，但爺爺的女兒沒辦法去當導護，爺爺因此開始踏出家門，擔任導護志工。他接著哽咽地說永遠記得10月3號這一天，太太中風倒在浴室，他回家發現時，太太只有非常微弱的脈搏。他打119和出去找人協助送醫，但太太還是在當天下午4點宣告不治，讓自認很堅強不哭的爺爺想到還是難過。大家都專注聆聽，支持著爺爺。

吳奶奶由左而右的畫，邊畫邊說小時候自己有留瀏海，媽媽把頭髮

剪的很土。她也畫了來臺北念書住的房子，畫到穿著晚禮服的自己時有些
挫折，透過白色粉蠟筆修飾後比較滿意，她很快地描繪了裁縫工作室中的
裁縫機和衣服（圖42）。分享時，奶奶說家裡重男輕女，8個小孩中有3個

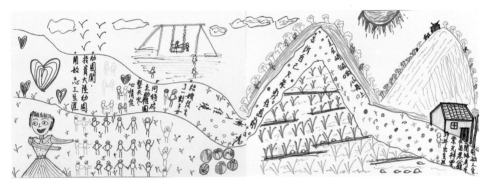

圖 40：阿香奶奶使用彩色筆描繪如崎嶇的山路的人生（圖左粉蠟筆是下次上色的）。

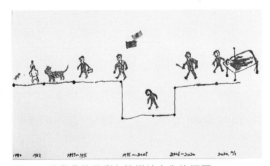

圖 41：陳爺爺使用彩色筆描繪人生的經歷。

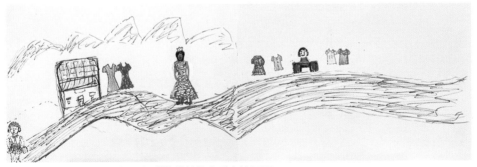

圖 42：吳奶奶混用彩色筆和粉蠟筆描繪從小到大的經歷。

女生5個男生，自己是老大。她說爸爸曾多次要自己別再念書了，聯考上初中，也是自己堅持才能繼續讀書。後來，她到臺北學裁縫，學會打版後開始教學，結婚後開了一間裁縫工作室，專門接訂製的女裝和童裝。她表示，以前的衣服要合身，不像現在衣服寬寬的很好做。她提到育有一對乖巧的子女，來不及畫外派瑞士的兒子。魏爺爺接著回應說瑞士很好。

　　魏奶奶想畫住過的不同地方。我們透過討論，協助將她的想法視覺化後，她由右往左地描繪了鄉下景觀以及臺北街景和車子。她畫巴黎鐵塔時，提到當時是搭飛機往返的，所以用白色粉蠟筆將連結的道路覆蓋塗掉（圖43）。分享時，她介紹小時候在雲林鄉下長大，10幾歲來臺北念書，住在昆明街和成都路附近，當時附近大多是4層透天厝，旁邊也有更高的大樓。她大學畢業後順利考上公務員，55歲提早退休。女兒去巴黎念書後，留在那工作，女兒生產後，奶奶去幫她坐月子，對巴黎鐵塔及塞納河畔記憶特別深刻，她待了一年多後回臺，覺得還是臺灣的生活機能方便。魏爺爺問是法國女婿嗎？奶奶回答是擔任工程師的德國人。最後，她再度表示已經安排旅遊行程，無法參與最後一次團體，感到可惜。

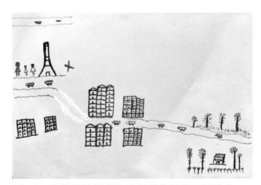

圖43：魏奶奶使用彩色筆描繪住過的不同地方。

第六次——生命故事書

團體出席

5位長輩參與，其他人因旅遊計劃和生病請假。

團體特殊狀況

因疫情升溫，桌子有間隔的分開擺放，每位長輩各自使用一張長桌。

團體歷程

團體開始前，我擺放媒材，工作人員和侯奶奶協助將大家的作品分類。奶奶們都表示團體次數實在太少了，詢問：「為什麼不能久一點？」表示還想再繼續，也提出一定要向承辦人員反映，未來應該延長時間。大家表達感謝的聲音此起彼落。侯奶奶明確的指出：「謝謝老師沒有直接跟我們說要畫什麼，而是幫助我們自己想要畫什麼，所以每個人的書都很有保留的價值，可以給子子孫孫講故事」。吳奶奶和英英奶奶也拿筆開始畫畫和上色。

團體一開始的前10分鐘，我們先快速回顧第一次到第五次的歷程，雖然大家對順序不很確定，創作內容卻都記得很清楚，也主動回應對彼此作品的印象，例如吳奶奶畫的那顆木瓜看起來真好吃。全體成員都特別對上週的生命線和拼貼作品印象深刻。

接著，我用5分鐘說明作品組合成書的不同方式，可以從側邊或是上下翻頁，也可以將作品連成長卷般的摺頁，請長輩自己決定書的形式和內頁的排序。創作的部分全部由長輩自行選擇，包括決定封面和封底的色彩，以及是否想繼續描繪，是否想增加書中的內頁和內容，或是如何設計封面。阿香奶奶、英英奶奶和吳奶奶上週的作品都有接頁，她們馬上決定

把內頁接成一長條。許爺爺在嘗試不同的排放方式後，也決定連接成一長條。侯奶奶則是決定在左邊裝訂，由右至左翻頁。長輩們在創作的時，我使用他們選用的膠帶或雙面膠，協助他們將作品黏貼成冊。

創作歷程中，除了侯奶奶一開始沒有想法，四處走動外，大家都相當專注的投入創作。英英奶奶表示，要不是早上喝了一杯咖啡，根本不想去廁所。當我提醒大家只剩10分鐘時，奶奶們都反映需要多一點時間，所以延後5分鐘。15分鐘的分享討論時間也因為熱烈的分享與回應，團體晚了10分鐘結束。

團體成員的個別狀態

本以為會遲到的侯奶奶，一大早就排隊做好體檢，維持了第一位抵達的記錄。一開始，她不曉得要畫什麼，而在團體裡四處走動。我帶她回座位後，她先排放作品順序、增加空白頁，表示回去可以繼續畫。接著，將描繪的畫貼在綠色粉彩紙當封面（圖44）。分享時，奶奶哽咽地說，至今尚不知親生父母，因為養母對自己很好而一直不敢問她。奶奶提到過去蘋果很昂貴，但是她會省吃儉用的買給養母吃、讓她開心。最後，她表示畫了搖籃代表出生之後的嬰兒時期，由於生活清苦，所以「有夢最美」。她畫了拿著一束花的女孩，代表她的謝意，包含對中心工作人員協助尋求念書機會的感謝，還有對全部團體成員以及我的感謝。

英英奶奶專注地畫完上週尚未完成的兒子和女兒，接著描繪媽媽的遺像，表示要把媽媽畫得很漂亮，因為她是一個很好的媽媽（圖45）。她選擇以剪貼圖形的方式製作封面，我們討論大小和色彩排列時，她有自己的想法（圖46）。分享時，她說到自己的媽媽很偉大，雖然家裡窮苦，還是把姐妹都拉拔長大，她15歲時，媽媽生病臥床，人口販子想說服媽媽把自

己賣掉，當時已有3位鄰家女孩被賣掉，但媽媽沒有同意，讓奶奶接下來可以有幸福的人生。奶奶表示不管生活或工作，她都一直認真的過日子，唯一遺憾的是自己離職後，接任的人常被主管斥責，即使奶奶盡可能地與她分享經驗，她仍然上吊自殺了。最後，她分享這一生身邊有許多貴人協助自己，就像是封面呈現出來的圓滿。

　　團體回顧時，阿香奶奶聽到大家第一次是畫喜歡吃的水果，表示她要補畫。我說明除非她覺得有需要，不然不補也可以。她回應說她很喜歡吃水果，所以想要補畫，並和我討論和練習紫色混色的方式（圖47）。接

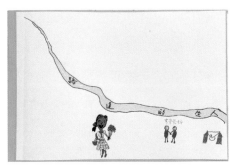

圖44：侯奶奶使用彩色筆描繪的生命故事書封面。

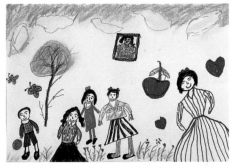

圖45：英英奶奶使用彩色筆和粉蠟筆描繪媽媽的遺像。

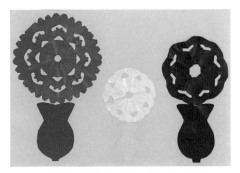

圖46：英英奶奶拼貼的生命故事繪本封面。

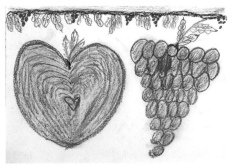

圖47：阿香奶奶使用粉蠟筆描繪喜歡吃的葡萄和蘋果。

著，奶奶獨立使用色紙剪窗花，除了詢問花瓶如何剪，以及和吳奶奶討論牽手的人如何裁剪之外，其他時間都是自己專注的完成作品（圖48）。奶奶先分享自己喜歡吃的葡萄和蘋果，再介紹封面圓滿的花瓶，表示自己有一個「美好的人生」（圖49），她也表示回家之後會繼續剪小花貼在上面。封底有兩個配有底色的窗花，和下方牽手的人，她回去之後也會將封底的兩邊補起來，完成作品。

　　吳奶奶一到，就開始描繪瑞士場景，包含當地的房屋、櫻桃樹以及家人，並將背景著色完成（圖50）。她邊畫邊說，本來對畫畫真的一點興趣都沒有，也一竅不通，現在能夠下筆，「已經習慣每週來，居然這麼快就結束了。」看見英英和阿香奶奶在剪紙，她也決定拼貼封面，過程中有詢問我如何剪出連續的人，第一次是我協助她，第二次是阿香奶奶提醒她色紙要先折成風扇狀（圖51）。分享時，她描述在瑞士生活的經驗，說明只畫了丈夫、自己以及兒子一家人，由於地點在瑞士，所以沒有包含女兒，她也介紹了女兒的成就，感到非常驕傲。

　　陳爺爺選擇了粉紅色作為封面和封底的顏色。他決定使用彩色筆之後，安靜的思考了一會兒，才在封面寫下團體名稱「生命故事繪本」。爺爺小心地一撇、一橫、一豎、一捺的放大字體書寫，並慢慢地描繪自己的形象。畫面中的綠色上衣和繫有皮帶的藍色褲子正是爺爺當天的穿著，一頭白髮也是他的特徵（圖52）。分享的時候，他先感謝我給大家機會創作，接著依照內頁回溯自小的家庭和求學經歷，以及擔任銀行經理的順遂。他表示從小喜歡吃香蕉，到現在還是每天吃一條香蕉。他退休作保的低潮維持一段時間，但是感謝一直陪伴在側的太太。爺爺以出國看兒子時所看見的聖誕樹來呈現希望，並畫上句點。

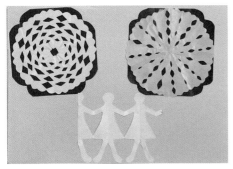

圖 48：阿香奶奶剪貼的生命故事繪本封底。

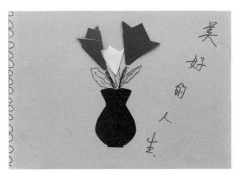

圖 49：阿香奶奶拼貼的生命故事繪本封面。

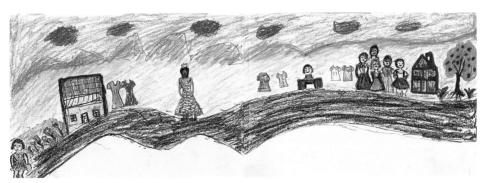

圖 50：吳奶奶使用粉蠟筆完成的內頁。

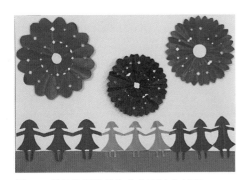

圖 51：吳奶奶拼貼的生命故事繪本封面。

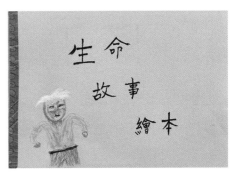

圖 52：陳爺爺使用彩色筆和粉蠟筆創作的生命故事繪本封面。

這個團體雖然因長輩的自主活動安排和健康因素而影響出席率，但凝聚力很高。團體歷程清楚反映出長輩面對創作焦慮的心理演變，當他們的掌握感逐漸提高後，就能心無旁騖的投入創作歷程、體驗心流。我扮演促進者的角色，協助長輩發展藝術表達的能力，透過創作回顧生命歷程，也提供一個機會讓長輩重新整理和建構過去的遺憾和傷痛，長輩的生命韌性和尊嚴一一展現在個人的故事當中。他們給予彼此的支持和協助，以及開放的分享個人面臨的挑戰，讓團體成為安全的空間且彰顯出生命的力量。

退休後，或接近生命尾聲的時候，特別適合我們內省反思，重新回顧生命經驗，透過創作探索生命的議題[1]。「書」所具有涵容的形式，讓長輩在創作過程中，可以探討困難的感受，感到更安全[2]。長輩們透過藝術創作探索和表達個人的經驗，踏著歲月的腳步重新走過從前，擷取和記錄了過往的記憶，展現具有個人價值的獨特觀點，也重新定義和建構自己與個人歷史的關係，為日常生活帶來活力和藝術性。每一本獨家版權的生命長卷，生動地訴說個人的人生，讓過去點點滴滴的回憶，化為一頁頁的記錄。對後代家人來說，更是值得細細品味的珍寶。

1. Magniant, R. (Ed.). (2004). *Art therapy with older adults: A sourcebook.* Charles Thomas Publisher.
2. Patridge, E. (2019). *Art therapy with older adults: Connected and empowered.* Jessica Kingsley Publishers.

後記

　　這本書的完成有太多要感謝的人。如果沒有服務過的長輩作為我的老師、如果不是多年好友江學瀅老師一再鼓勵我將經驗寫出來，這本書不可能問世。

　　從藝術治療專業養成來說，最要感謝的是我的恩師與督導Katherine Williams（圖1）。她慣常以詩意類比的方式讓複雜的概念變得清晰易懂。我剛從研究所畢業時，她減免了我的督導費用，讓我在初入實務現場就有了堅強的後盾。後來，我也在她的引領下學習成為督導，才有了今日的我。如果我有任何的成就都要感謝她，而任何的不足則是自己需要再努力的。

　　雖然我只修過一門Edith Kramer（圖2）的課，卻閱讀了許多她的著作。即使是探討理論，她的課堂總是充滿著大量的影像和作品。她雖然總是不脫離客觀性，但她對影像的強烈直觀能力，讓我理解到了直覺之所以能作為探索圖像意涵的重要途徑。而她所提出的幾個重要的概念，例如：

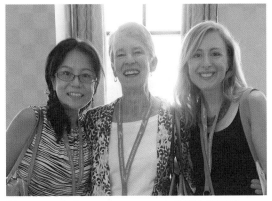

圖1：2016 年與 Katherine Williams 和研究所同學 Kathy O'Doherty 在美國藝術治療年會合影。

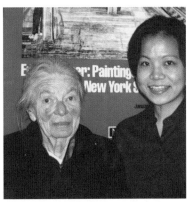

圖2：2000 年與 Edith Kramer 在美國喬治華盛頓大學合影。

第三隻手、藝術治療師的三重角色、昇華以及媒材和藝術作品的品質等等，迄今仍深深地影響我進行藝術治療的實務與教學工作。

另一位Judith Rubin（圖3）編著的《藝術治療取向大全：理論與技術》和《藝術治療的藝術》（*The Art of Art Therapy*），是我剛念研究所時不斷翻閱的書。2006年，她受邀來臺，我擔任她的演講口譯，才和她真正認識。隨後，我們經常在美國藝術治療年會相聚。多年保持聯繫以來，我也曾協助她翻譯了表達性傳播媒體（Expressive Media）藝術治療DVD的預告片和說明。

我在藝術治療老人工作上，很受到Gene Cohen（圖4）的啟發。我閱讀了他的《創齡》（*The Creative Age*）一書，以及《熟齡大腦的無限潛能》，並於他在2005年美國藝術治療年會做完大會演講之後，有機會和他小聊了一下，才知道原來他的妻子Wendy Miller也是一位藝術治療師。她曾說：「藝術是必要品而不是奢侈品（art is a necessity not luxury.）。」這句話深具力量。可惜Cohen因為攝護腺癌而早逝，否則必定有更多貢獻。

本書書寫的過程，我要感謝好友丁凡主動協助我，讓文意更清楚流暢。我也很感謝出版社編輯靖卉的大力協助。

最後，我由衷感謝家人、朋友給我的一切支持。

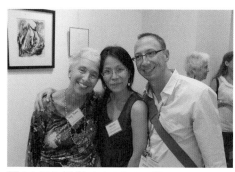

圖3：2011年與Judith Rubin和Jordan Potash在美國喬治華盛頓大學的Sybil展覽合影。

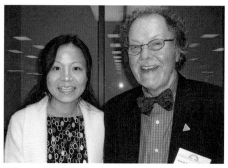

圖4：2005年與Gene Cohen在美國藝術治療年會合影。

〈附錄一〉 藝術治療團體 記錄表

日期	年　　月　　日	時間	
團體名稱		團體次別	
活動主題			
活動目標	1. 2. 3.		
活動媒材			
領導者		團體座位表	
協同領導者			
記錄			
出席	應到：　　　　人 實到：　　　　人 缺席：		
團體歷程	暖身： （　　　　　　分鐘） 創作活動： （　　　　　　分鐘） 分享討論： （　　　　　　分鐘） 結束：		
團體動力			
成員個別狀況			
特殊事件			
未來注意事項			

蔡汶芳設計，2006 年

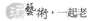

〈附錄二〉藝術治療團體・個別成員記錄表

姓名：＿＿＿＿＿＿＿＿＿＿＿　　年：＿＿＿＿＿＿＿＿＿

日期											
參與：											
積極主動且熱衷於藝術創作											
積極主動但不熱衷於藝術創作											
被動但熱衷於藝術創作											
被動但聆聽他人的想法和意見											
只有在引導和有指令時參與或創作											
拒絕參與											
社交與行為：											
合作的											
控制的											
防衛的											
退縮的											
被孤立的											
攻擊的											
干擾的											
主動與人互動的											
給予回饋的											
專注傾聽的											
不在乎或關心其他人的											
注意力：											
全然專注的											
容易分心的											
缺乏注意力的											

認知能力：									
清楚的									
困惑的									
容易混淆資訊									
具有問題解決能力									
具有良好理解能力									
有困難理解的									
情緒與表情：									
快樂的									
憂鬱／悲傷的									
恐懼的									
焦躁不安的									
憤怒的									
焦慮的									
緊張的									
穩定的									
面無表情									
表情和情緒不一致									
創作特質：									
小心謹慎的									
大膽的									
整齊乾淨的									
混亂的									
隨機的									
遲疑的									
缺乏信心的									
退化的									
創意表達的									

蔡汶芳設計，2006 年

國家圖書館出版品預行編目資料

玩藝術，一起老：老人藝術治療的理論、實務與案例分享 / 蔡汶芳
著. -- 初版 . -- 臺北市：商周出版：英屬蓋曼群島商家庭傳
媒股份有限公司城邦分公司發行, 2021.10
　面；　公分 . -- (商周教育館；47)
ISBN 978-626-318-010-9(平裝)

1. 藝術治療 2. 老人諮商

418.986　　　　　　　　　　　　　　　　　110015622

商周教育館 47

玩藝術，一起老
——老人藝術治療的理論、實務與案例分享

作　　　者／蔡汶芳
企畫選書／黃靖卉
責任編輯／黃靖卉

版　　　權／黃淑敏、吳亭儀、江欣瑜
行銷業務／周佑潔、黃崇華、張媖茜
總 編 輯／黃靖卉
總 經 理／彭之琬
事業群總經理／黃淑貞
發 行 人／何飛鵬
法律顧問／元禾法律事務所 王子文律師
出　　　版／商周出版
　　　　　　台北市 104 民生東路二段 141 號 9 樓
　　　　　　電話：(02) 25007008　傳真：(02)25007759
　　　　　　E-mail:bwp.service@cite.com.tw
發　　　行／英屬蓋曼群島商家庭傳媒股份有限公司城邦分公司
　　　　　　台北市中山區民生東路二段 141 號 2 樓
　　　　　　書虫客服服務專線：02-25007718；25007719
　　　　　　服務時間：週一至週五上午 09:30-12:00；下午 13:30-17:00
　　　　　　24 小時傳真專線：02-25001990；25001991
　　　　　　劃撥帳號：19863813；戶名：書虫股份有限公司
　　　　　　讀者服務信箱 E-mail：service@readingclub.com.tw
香港發行所／城邦（香港）出版集團有限公司
　　　　　　香港灣仔駱克道 193 號；E-mail：hkcite@biznetvigator.com
　　　　　　電話：(852) 25086231　傳真：(852) 25789337
馬新發行所／城邦（馬新）出版集團【Cite (M) Sdn Bhd】
　　　　　　41, Jalan Radin Anum, Bandar Baru Sri Petaling,
　　　　　　57000 Kuala Lumpur, Malaysia.
　　　　　　電話：(603) 90578822　傳真：(603) 90576622

封面設計／斐類設計工作室
排版設計／洪菁穗
印　　　刷／中原造像股份有限公司
經 銷 商／聯合發行股份有限公司
　　　　　　地址：新北市 231 新店區寶橋路 235 巷 6 弄 6 號 2 樓
　　　　　　電話：(02)2917-8022 傳真：(02)2911-0053

■ 2021 年 10 月 14 日初版一刷　　　　　　　Printed in Taiwan
定價 480 元

城邦讀書花園
www.cite.com.tw
ISBN 978-626-318-010-9

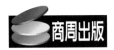商周出版

104　台北市民生東路二段141號2樓

英屬蓋曼群島商家庭傳媒股份有限公司城邦分公司　收

請沿虛線對摺，謝謝！

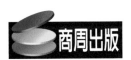商周出版

書號：BUE047　　書名：玩藝術，一起老　　　編碼：

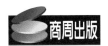

讀者回函卡

線上版讀者回函卡

感謝您購買我們出版的書籍！請費心填寫此回函卡，我們將不定期寄上城邦集團最新的出版訊息。

姓名：＿＿＿＿＿＿＿＿＿＿＿＿＿＿＿＿＿＿ 性別：□男 □女

生日：西元＿＿＿＿＿＿年＿＿＿＿＿＿月＿＿＿＿＿＿日

地址：＿＿＿＿＿＿＿＿＿＿＿＿＿＿＿＿＿＿＿＿＿＿＿＿＿

聯絡電話：＿＿＿＿＿＿＿＿＿＿ 傳真：＿＿＿＿＿＿＿＿＿＿

E-mail：

學歷：□ 1. 小學 □ 2. 國中 □ 3. 高中 □ 4. 大學 □ 5. 研究所以上

職業：□ 1. 學生 □ 2. 軍公教 □ 3. 服務 □ 4. 金融 □ 5. 製造 □ 6. 資訊

　　　□ 7. 傳播 □ 8. 自由業 □ 9. 農漁牧 □ 10. 家管 □ 11. 退休

　　　□ 12. 其他＿＿＿＿＿＿＿＿＿＿＿＿＿＿＿＿＿＿＿

您從何種方式得知本書消息？

　　　□ 1. 書店 □ 2. 網路 □ 3. 報紙 □ 4. 雜誌 □ 5. 廣播 □ 6. 電視

　　　□ 7. 親友推薦 □ 8. 其他＿＿＿＿＿＿＿＿＿＿＿＿＿＿

您通常以何種方式購書？

　　　□ 1. 書店 □ 2. 網路 □ 3. 傳真訂購 □ 4. 郵局劃撥 □ 5. 其他＿＿＿

您喜歡閱讀那些類別的書籍？

　　　□ 1. 財經商業 □ 2. 自然科學 □ 3. 歷史 □ 4. 法律 □ 5. 文學

　　　□ 6. 休閒旅遊 □ 7. 小說 □ 8. 人物傳記 □ 9. 生活、勵志 □ 10. 其他

對我們的建議：＿＿＿＿＿＿＿＿＿＿＿＿＿＿＿＿＿＿＿＿＿

　　　　　　　＿＿＿＿＿＿＿＿＿＿＿＿＿＿＿＿＿＿＿＿＿

　　　　　　　＿＿＿＿＿＿＿＿＿＿＿＿＿＿＿＿＿＿＿＿＿